原来怀孕
是件这么
幸福的事

李君红 ◎ 著

黑龙江科学技术出版社

图书在版编目(CIP)数据

原来怀孕是件这么幸福的事/李君红著.—哈尔滨：黑龙江科学技术出版社,2011.12
 ISBN 978-7-5388-7064-0

Ⅰ.①原… Ⅱ.①李… Ⅲ.①妊娠期-妇幼保健-基本知识 Ⅳ.①R715.3

中国版本图书馆 CIP 数据核字(2011)第 272186 号

原来怀孕是件这么幸福的事
YUANLAI HUAIYUN SHI JIAN ZHEME XINGFUDESHI

作　　者	李君红
责任编辑	王　姝
封面设计	白冰设计
出　　版	黑龙江科学技术出版社
	(150001　哈尔滨市南岗区建设街41号)
	电话:(0451)53642106　传真:(0451)53642143(发行部)
网　　址	www.lkcbs.cn　www.lkpub.cn
印　　刷	北京嘉业印刷厂
发　　行	全国新华书店
开　　本	710 mm×1000 mm　1/16
印　　张	16.5
字　　数	180 千字
版　　次	2012 年 4 月第 1 版·2012 年 4 月第 1 次印刷
书　　号	ISBN 978-7-5388-7064-0/R·1969
定　　价	29.80 元

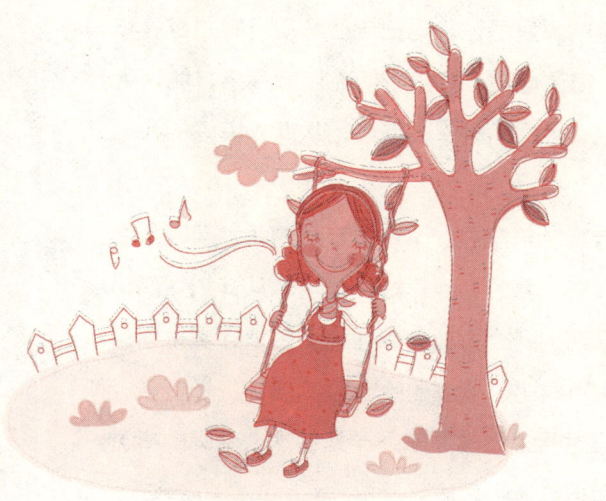

前 言
Preface

对于女性而言，可以说，孕育小宝宝是您生命中具有独特意义的一段人生经历。当您怀孕后，您的小宝宝就是爱，是暖，是您的希望。在他还没有来到这个世界之前，您就是他的宇宙，是孕育他的海洋。在怀胎十个月里，您将和您的小宝宝一同体验这个世界上最幸福而又最特别的相处方式。每一天，您的小宝宝将伴您一块上班，一块回家，一块笑，甚至还会一块哭，感觉着您身体和情绪的每一丝变化，没有任何两个生命比你们更加亲密了。

社会总是在人类追求完美的过程中不断地进步着。正因为如此，年轻的夫妇们无不期望生一个健康、漂亮、聪明的宝宝，最好是拥有妈妈漂亮的容貌、爸爸睿智的大脑。可是，这对于第一次做爸爸妈妈的人来说，却是一个全新的未曾尝试的领域，如何才能让孩子集父母的优点于一身，成为父母人生中最完美的"作品"呢？那就是科学的孕育，您要用最充分的准备以及科学指导来经历这份"幸孕"历程。

在这个特殊的人生时段里，陪伴小生命孕育的忐忑和激动，等待小宝宝

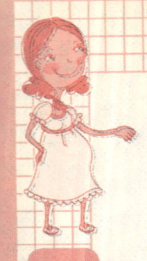

　　降临的期盼和幸福，享受身边亲朋好友的关心和照顾，这一切，都是您生命历程中最幸福的体验。

　　本书中包括已经成功生育宝宝的妈妈手记，她把自己孕期所有的经验和教训都写了出来，文字轻松活泼，简洁明白，字里行间充满幸福感，能让各位孕妈妈在孕育的过程中做到心中有数，同时幸福满满，从而以良好的状态和积极健康的心态来孕育胎宝宝。

　　此外，本书中还包括妇产科专家针对孕前、孕中及产后的各种问题所给予的专业指导，文字通俗易懂，具有很强的可操作性，伴随您从计划做妈妈一直到产后的恢复，悉心呵护您孕期的各个方面，以让您更好地远离孕期痛苦，真正做到快乐怀孕，从而孕育出聪明、健康的胎宝宝。

　　怀孕是一个自然而美好的生理过程，愿《原来怀孕是件这么幸福的事》这本书能陪伴您度过一个愉快、幸福的怀孕之旅。

目录 Contents

Part1　要和老公一起作准备

想要健康宝宝，先学习怀孕知识　　002

你知道荣升父母的最佳年龄吗　　003
切勿错过受孕好时机　　004
孕前检查很关键　　005
学会推算排卵期　　007

孕前营养仓库盖起来　　009

孕前要作好营养准备　　010
孕前"食"尚：先排毒，后怀孕　　012
孕前补叶酸，多少要适宜　　014
孕前贫血，补铁要及时　　016
优质精子吃出来　　018
巧饮食，生个漂亮宝宝　　020
怀孕前小心"祸从口入"　　022
想怀孕，要远离胡萝卜　　024
纤瘦女性，孕前要先增肥　　025

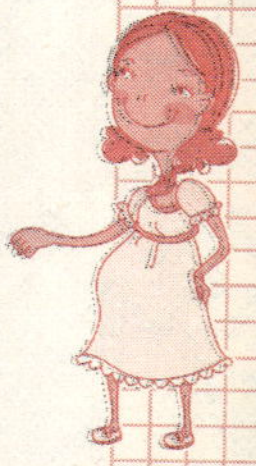

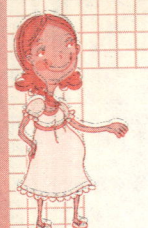

Part2　原来怀孕很幸福

孕一月　等着宝宝悄悄来临　028

孕妈妈的幸福手记　029
不要做个"糊涂女孩"哦　029
一定要写怀孕日记哦　030

幸福孕期大讲堂　032
药补不如食补健康　032
孕妈妈可以吃配方奶粉吗　033
食物要熟透再吃　035
孕早期要远离药物　035
暂时要远离宠物了　037
好心情孕育健康宝宝　038
怀孕了，什么时候做B超　039
家中的安全隐患你知道吗　041
孕早期要谨防病毒感染　044
孕期注意唇部卫生　046
快乐"孕"动：孕初期讲究缓　047
4个小窍门帮你远离焦虑　048

孕二月　我真的怀孕了　050

孕妈妈的幸福手记　052
并非每个孕妈妈都会吐　051
从现在开始就要预防妊娠纹哦　053

幸福孕期大讲堂　　　　　　　　　　056

孕妈妈不宜一味贪"酸"　　　　　　056
孕期六大饮食禁忌　　　　　　　　057
5款"害喜"妈妈营养美食　　　　　060
孕妇晚餐不宜多吃　　　　　　　　062
怀孕后还能再"恩爱"吗　　　　　　063
孕期如何远离辐射　　　　　　　　065
孕妇室内不宜养的花草　　　　　　067
孕早期的家务与运动　　　　　　　069
怀孕时绝对不能用的5种化妆品　　070
用清凉油提神，万万不可取　　　　072
孕妈妈应避免戴隐形眼镜　　　　　073

孕三月　小宝贝"人模人样了"　074

孕妈妈的幸福手记　　　　　　　　075

购买孕妇装　　　　　　　　　　　075
孕期睡姿要调整　　　　　　　　　076
第一次听到宝宝的心跳，很激动　　078

幸福孕期大讲堂　　　　　　　　　　080

饮食助孕"锌"动力　　　　　　　080
适量食用蜂蜜有好处　　　　　　　081
孕早期要谨防流产　　　　　　　　032
孕妈妈要注意防牙病　　　　　　　035
孕妈妈健康喝水有讲究　　　　　　086
孕妇如何补充微量元素和各种营养　087
易导致胎儿畸形的食物要注意　　　089
孕期感冒发烧怎么办　　　　　　　091

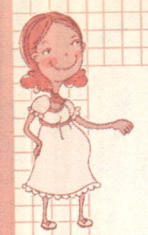

准妈妈感冒的食疗方法	092
早孕反应太剧烈不宜保胎	093
洗涤剂可致畸，使用时需谨慎	094

孕四月 感觉舒服多了　　095

孕妈妈的幸福手记　　096
我变坚强啦　　096
排队也同样有快乐　　098
唐氏筛查，要做吗　　100

幸福孕期大讲堂　　102
要注意饮食营养，谨防贫血　　102
孕妈妈如何补充DHA　　103
香菇——孕妇的必备食品　　109
不宜喝长时间煮的骨头汤　　110
选择合适的鞋　　111
重视乳房的日常保健　　112
避开恼人的噪音污染　　113
孕期私处护理要注意　　114
孕妈妈必知的安全睡眠法则　　115
孕期看电视要注意什么　　117
汽油有危害，孕期需远离　　118

孕五月 宝宝，是你在动吗　　119

孕妈妈的幸福手记　　120
让人惊喜的胎动　　120
胎教，一定要做哦　　122

幸福孕期大讲堂　　　　　　　　　　125

孕期小零食助胎宝宝更聪明　　　　125
孕中期补钙知多少　　　　　　　　127
孕妈妈吃夜宵坏处多　　　　　　　129
孕期不能混合食用的食物　　　　　130
7种食物帮你远离黄褐斑　　　　　131
孕妈妈如何"听懂"宝宝胎动　　　133
孕妈妈不宜久坐久站　　　　　　　136
孕妈妈要科学地晒太阳　　　　　　137
孕妈妈开车注意事项　　　　　　　138
孕妈妈坐浴不可取　　　　　　　　139
公共场所有不便，切勿经常去　　　140

孕六月　宝宝，我们好爱你　　141

孕妈妈的幸福手记　　　　　　　　142
让便秘跑光光　　　　　　　　　　142
看到宝宝的样子啦，好激动　　　　144

幸福孕期大讲堂　　　　　　　　　　147
进食不宜狼吞虎咽　　　　　　　　147
孕妈巧吃鸡蛋，"吃"出聪明宝贝　148
孕妈妈千万别把榴莲当补品　　　　149
孕妈妈应多吃西兰花　　　　　　　150
孕妈妈预防黄褐斑必吃的食物　　　151
孕妈妈腹胀怎么办　　　　　　　　152
远离静电危害　　　　　　　　　　154
选用腹带，保持平衡　　　　　　　155
孕妈妈谨防慢性铅中毒　　　　　　156
细嚼慢咽，宝宝更健康　　　　　　157

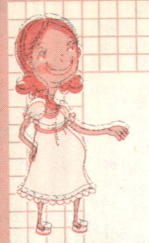

孕七月 大肚皮的快乐时光　　158

孕妈妈的幸福手记　　159
漂亮的孕期照，美好的回忆　　159
开心作运动　　161

幸福孕期大讲堂　　163
孕妈妈吃水果要限量　　163
碳酸饮料危害大，孕妈妈要忌喝　　165
孕妈妈干吃不胖有绝招　　166
外用药也不能乱用　　168
选择防晒品，安全最重要　　168
夏天孕妈妈吹空调要注意　　169
解除皮肤瘙痒有对策　　171
孕期鼻炎勿小看，治疗要及时　　172
多吃补品，利少弊多　　173
孕妈妈妊娠水肿的食疗方法　　174
孕妈妈要防早产　　176
孕妈妈缓解尿频的方法　　177

孕八月 保持好心情　　178

孕妈妈的幸福手记　　179
我的体形像"青蛙"　　179
宝宝性格妈妈做主　　181

幸福孕期大讲堂　　183
孕妈妈可适量吃些野菜　　183

柑橘类水果不可过量食用	185
糖尿病孕妈妈的饮食疗法	186
孕晚期静脉曲张勿惊慌	189
遭遇痔疮怎么办	190
谨防妊娠高血压综合症	191
孕晚期不宜长途旅行	192
回避不利的工作和环境	193
正确看待孕晚期肚子痛	193
尽早确定分娩医院	194

● 孕九月 幸福的等待　　196

孕妈妈的幸福手记　197
一箱子的东西，产前要备好	197
我的小腿抽筋了	200

幸福孕期大讲堂　202
孕晚期补气养血吃什么	202
具有助眠作用的饮食方案	203
适量补充维生素K	204
补镁预防妊娠中毒症	204
矫正乳头：方便宝宝吸吮	205
练习安产呼吸法，让你分娩更顺利	206
妈妈心态好，宝宝更健康	207
羊水早破怎么办	208
谨防泌尿系统感染	209

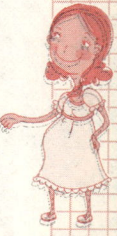

孕十月　宝宝，终于见到你了　　210

孕妈妈的幸福手记　　211
妈妈终于见到你了　　211
一定要坚持母乳喂养哦　　213

幸福孕期大讲堂　　215
储备体能，迎接挑战　　215
分娩前的营养餐　　216
产前必做的事　　217
帮助孕妈妈缓解产前焦虑　　218
过期妊娠如何处理　　219
分娩前，产前检查要作好　　220
要作好随时入院的准备　　221
减轻阵痛靠自己　　222
时刻关注临产症兆　　223
孕妈妈最好采用自然分娩　　224
妈妈须知：分娩的三个重要产程　　226

Part3　快快乐乐地做妈妈

产后膳食调理，吃得对才能恢复好　　230

产后最适宜吃的水果　　231
产后不宜吃人参进补　　233
多吃鲤鱼排恶露　　234
产后饮食禁忌　　235

生活细节须注意，养出健康好身体　　239

没必要完全卧床休息　　240
产后洗澡好处多　　241
坚持梳头有益无害　　242
产后何时可过性生活　　242

产后妈妈同样能够很漂亮　　244

剖宫产后的疤痕护理　　245
产后妈妈使用腹带的注意事项　　246
如何防止产后乳房下垂　　247
产后适当练习瑜伽　　248
大肚腩变平坦小腹　　249

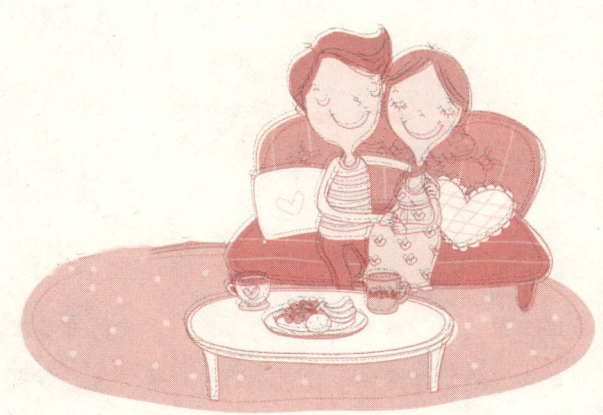

Part1
要和老公一起作准备

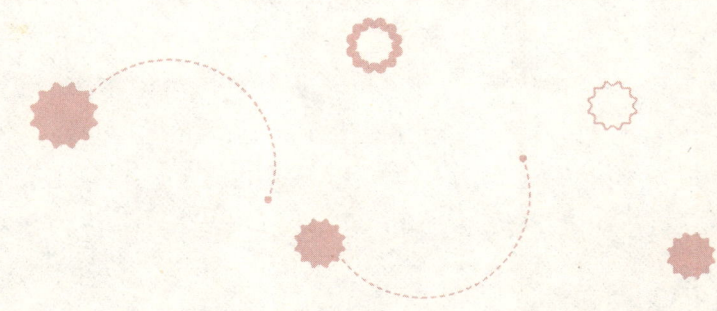

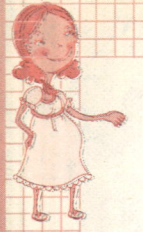

原来怀孕是件这么幸福的事

孕育一个健康的宝宝是每个孕妈妈、准爸爸的心愿。而怀孕前的准备工作对宝宝来说至关重要,夫妻双方要想打造一个健康聪明的可爱宝宝,就需要从了解孕前基础知识开始!

想要健康宝宝,先学习怀孕知识

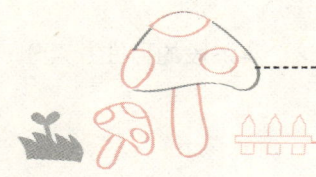

你知道荣升父母的最佳年龄吗

现在有好多女孩子结婚甚早，然后生宝宝也很早，殊不知这样对宝宝并不好。事实上，要生一个优质宝宝是需要注意年龄问题的，过早过晚都不好。

因为女性在发育的过程中，骨骼的钙化一般要到23岁左右才能完成，24岁以后生育是较为理想的。但对于这一年龄段女性来说，一部分人仍处于事业起步的"初级阶段"，大学生则是刚刚毕业之时，社会适应能力、经济承受能力较差，住房条件、工作环境等尚需适应，稍微推后生育则更有利于母婴健康，更有利于优生优育。但这并不意味着年龄越大就越有利于优生优育。相反，年龄过大是优生优育之大忌。这是因为，年龄增大会使女性生理发生一系列变化、例如骨盆和韧带的松弛性较差、软产道组织的弹性降低、子宫的收缩力量减弱等，很容易发生难产、产程延长、生殖道损伤等一些并发症，甚至还有可能因年龄过大而发生胎儿智力低下，不利于母婴健康。大量的临床资料表明，30岁以上生育是肯定不符合优生优育原则的。这种不良影响，不仅仅表现在孕妇本身的生理方面，而且还表现在心理方面。有专家认为，年龄过大常常影响女性对胎儿的关心程度，或分散精心护养婴儿的精力，甚至一些年龄过大的产妇为年龄而产生羞怯感，不利于婴儿发育成长。

通过系统的临床研究和对比观察分析，女性在26~27岁是生育的最佳时期，可以说，这是有生理、心理和社会学基础的。因为此时最具备良好的生育能力，最有精力养育子女，最有利于母婴健康，最符合优生优育的"基本

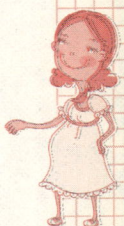

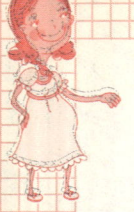

原则"。当然,万一在这一最佳的生育时期发生意外,诸如发生重大疾病或其他不利于生育的事件,也可适当推迟生育年龄,安排在28或29岁,也是符合优生优育要求的。至于年龄再大一些,对母体、对下一代都是不利的。所以想要宝宝的女性朋友一定要选在最佳年龄段孕育。

此外,准爸爸的年龄也最好在26~30岁,因为这个年龄段的男性激素分泌旺盛,生育能力尚处于最佳状态,精子质量最高。

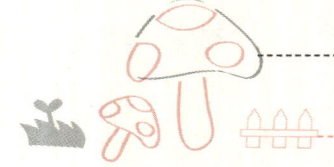

切勿错过受孕好时机

精子和卵子的质量高低,不光取决于上面所说的夫妻双方的年龄,还包括受孕时的季节、环境、营养、心情等许多外部环境和主观因素。因此,孕育一个聪明、健康的宝宝要从受孕之初就开始了。

 最佳怀孕季节播下爱的种子

从季节上来说,5~7月是受孕的最佳时间。

首先,从新生儿方面来说,准妈妈在5~7月怀孕,到来年的3~5月生育,这样孩子出生正好跨过严寒,避开酷暑,孩子的护理相对比较容易。其次,从准妈妈的角度来说,怀孕早期比较重要,稍不留神,细菌和病毒就有可能侵入体内,造成流产、胎儿畸形。特别在北方,常出现准妈妈因叶酸不足而导致胎儿出现神经管畸形的情况。如果准妈妈选择在5~7月受孕,这时正值春夏交替,各种水果、蔬菜比较充足,将有利于预防这种疾病的发生。

 抓住受孕的"黄金"时刻

科学家根据对生物钟的研究表明,人体的生理现象与机能状态在一天24小时之中是不断发生变化的,从早上7时到中午12时,机能状态呈上升趋势；从下午1时~2时，是白天当中人体机能的最低时刻；到了下午5时又再度上升，晚11时后又急剧下降。

一般来说，晚9~10时是同房受孕的最佳时刻。而且此时同房后，女性长时间平躺睡眠有助于精子游动，增加精子与卵子相遇的机会。

男欢女爱助你怀上优质宝宝

受孕时的心理状态和优生也有着非常密切的关系。当人体处于良好的精神状态时，精力、体力、智力和性功能都处于高潮，精子和卵子的质量也高。做爱时没有忧郁和烦恼，夫妻双方精神愉快，心情舒畅，如果此时受精，则易于着床受孕，胎宝宝的质量也会很好。所以，做丈夫的一定要重视妻子的感觉并使妻子达到性高潮，这对于打造一个健康聪明的宝宝是非常重要的哦！

对于以上所提的受孕的最佳时机，备孕的夫妻们，你们记好了吗？

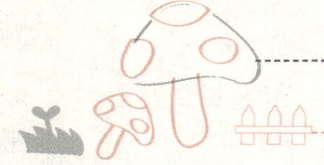

孕前检查很关键

孕前检查是非常有必要的。特别是现在，在强制婚检规定取消后，孕前体检变得更为重要。因为孕前体检可以筛查出人体内存在的一些疾病，确保身体处于健康状态时受孕，让孕妈妈安度孕期，从而生出一个健康宝宝。所以孕前检查确实是准备怀孕夫妻的必修课。那么孕前检查都包括哪些内容呢？

孕前常规检查项目盘点

1.血常规：及早发现贫血等血液系统疾病。

2.血型肝炎、肝脏损伤诊断：及时阻断肝炎病毒传播给胎宝宝。

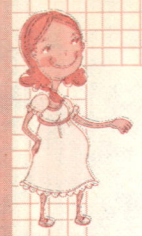

3.艾滋病病毒：孕妇感染了艾滋病病毒，可以通过胎盘或分娩时经过产道及出生后经母乳感染给宝宝。

4.梅毒血清检查：梅毒可以传染给配偶，造成流产、早产、死胎、新生儿先天性梅毒等。

5.尿常规检查：有助于肾脏疾患被及早发现或诊断出来。

6.染色体检测：夫妻双方都得进行检查，观察卵子或精子是否正常，及早发现特纳氏综合症等遗传疾病及不育症。

7.血型检查：检查夫妻双方的血型是否相合，以避免婴儿发生溶血症、流产、死胎、畸形等病变。

8.胸部透视：最主要的是对结核病等肺部疾病做出诊断。

9.超声心动检查：检查心脏功能，如果心脏功能不正常，会造成血液循环障碍，影响向胎儿供应血液，导致流产、早产，而且孕妇的身体和生命都会受到威胁。

10.乳腺检查：了解有无乳腺增生、乳腺纤维瘤等乳腺疾患。做到及早治疗，为哺乳期作好准备。

特殊的孕前检查

1.乙型肝炎表面抗原检查：夫妻双方都要抽血，检查是否携带乙肝病毒。因为乙肝病毒能够通过胎盘，引起宫内感染，导致胎儿出生后成为乙肝病毒携带者。

2.麻疹抗体检查：怀孕时得麻疹会造成胎儿异常，所以没有抗体的孕妈妈们最好先去接受麻疹疫苗注射。疫苗接种后3个月内不能受孕，所以要做好避孕措施。

3.病毒检查：多数成人感染弓形虫、风疹病毒、巨细胞病毒、单纯疱疹病毒以及其他病毒，一般没有明显症状，不易被觉察，必须通过化验才能发现。所以，孕前检查上述病毒是有必要的。

4.其他检查：男性接触放射线、化学物质、农药等，可能会对生殖细胞造成不良影响，所以应对精液进行检查。

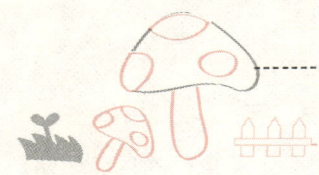

学会推算排卵期

要想生一个优质宝宝,学会推算排卵期也是很重要的。因为刚排出的卵子最新鲜,活力最强,如果立即与精子结合,可避开外界环境的各种干扰,最易形成优良的受精卵,孕育出体健智高的宝宝。所以要想把握这样的受孕良机,就要计算好排卵期。

正常育龄妇女的卵巢每月只能排出一个成熟的卵子,卵子从卵巢排出在输卵管内可以生存1~2天。而男子产生的精子则是连续的,精子通常在女性生殖道内保持活性2~3天,而其受孕能力在48小时之内最强。所以在卵子排出的前后几天里性交最容易受孕。如果妇女在卵子排出的前后几天里有性生活,就最容易受孕。因此,我们也把这段时间称做"易孕期"或"危险期"。

下面就教大家两种推算"易孕期"的方法:

基础体温测定法

基础体温就是在身体经过较长时间睡眠后醒来(通常都是在清晨),还没有进行任何活动及说话前,在床上所测得的体温,它间接反映卵巢的功能。在正常情况下,育龄女性的基础体温,在月经前半期比较低,排卵期时更低,排卵后24小时内会突然或缓慢上升0.3~0.6℃。

所以在测量基础体温的时候,最好从月经来潮第一天开始,坚持每天早晨测量,连续测量2~3个月经周期,并用坐标纸纪录,以便观察分析。

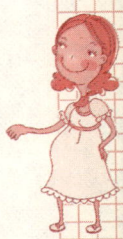

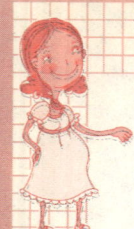

行经日期推算法

通常来说，每次排卵都应在月经来潮前14天左右，所以把排卵前5天至排卵后5天称为"易孕期"。

可以采用以下公式来推算：

易孕期第一天＝最短一次月经周期天数减去18天

易孕期最后一天＝最长一次月经周期天数减去11天

在采用这个公式计算之前，应当连续8次观察且记录自己的月经周期，然后得出月经周期的最长天数和最短天数，代入上面的公式，得出的数字分别表示的是"易孕期"的开始时间与结束时间（月经周期的计算是从此次月经来潮的第一天到下次月经来潮的第一天）。

比如某个人连续8个月的月经周期最长为30天，最短为28天，然后代入公式：易孕期第一天＝28天－18天＝10天；易孕期最后一天＝30天－11天＝19天。最后得出她的"易孕期"为：开始于本次月经来潮的第10天 结束于本次月经来潮的第19天。

倘若通过观察，你的月经很有规律，28天一次，那么你就可以把月经周期的最长天数和最短天数都定为28天，代入公式，然后计算出"易孕期"为：本次月经来潮的第10～17天。此种计算方法是把本次月经来潮的第一天作为基点，然后向后顺算天数，而不是把下次月经来潮作为基点，到算天数，所以不会轻易弄错的。

很多孕妈妈都习惯于在知道怀孕后再补充营养，其实宝宝的健康与智力，尤其是先天性体质往往从成为受精卵的那一刻起就已经决定了。为了保证母婴健康，应当从准备怀孕时就开始调整夫妻双方的营养。

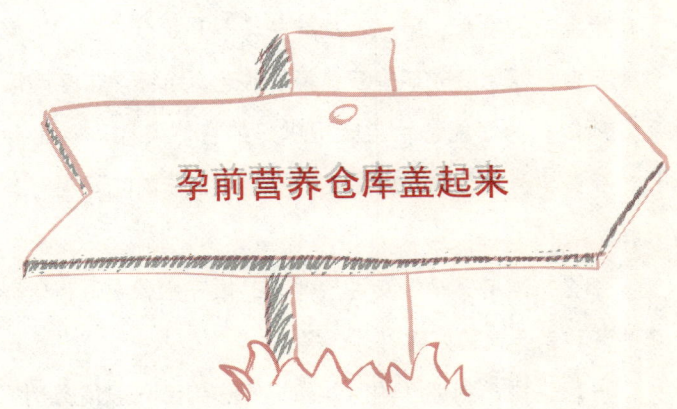

孕前营养仓库盖起来

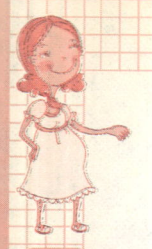

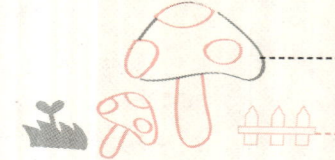

孕前要作好营养准备

在女人的一生当中，怀孕和分娩是必然会经历的一个非常特别的时期，在这个阶段，每个女人的心理和生理上都会发生很大的变化。

营养储备的重要性

孕期是宝宝一生中生长发育最快的时期，当然会需要很多的营养物质，而这些营养都来自母体。所以身为孕妈妈的我们，为了能够确保宝宝的健康成长，就必须确保子宫、胎盘、羊水以及乳腺等方面的营养需要。此外，再加上在怀孕初期，孕妈妈的身体可能会出现种种不适，从而无法保证正常的饮食。如果女性在孕前营养状况良好，那么就能够储存足够的营养和能量，就算怀孕初期由于身体不适而无法保证正常的饮食，也不会造成身体虚弱，影响胎宝宝的发育。所以，从准备怀孕开始就需要补充营养，切忌偏食、挑食或节食，以免造成某些营养素的缺乏，给怀孕带来麻烦，甚至是危害。

所以，为了能够给宝宝提供好的身体条件，以让宝宝能在腹中茁壮成长，准备孕育宝宝的女性朋友们一定要在孕前吃好喝好。

孕前营养储备进行时

那么，准备怀孕的女性从什么时候开始就要进行营养储备了呢？而储备哪些营养素会比较好呢？

一般来说，到怀孕的时候如果能达到比一般情况稍好一些就可以了。在准备怀孕的前3个月就要开始多吃瘦肉、蛋类、鱼虾、动物肝脏、豆类以及豆制品、海产品、新鲜蔬菜、时令水果等，同时还需做到主副食合理搭配，并且要多样化。饮食上不偏食、不挑食，也不要依赖滋补品进补。

不同体质的女性由于存在着很大的个体差异，在孕前进行营养补充、饮食调理的过程中应当具体对待，开始时间、营养内容、加量多少等都要因人而异。

第一，对于身体瘦弱、体质较差的女性来说，孕前饮食调理更为重要，最好在怀孕之前一年左右就要注意。这类女性除了上述营养要充足外，还应注意营养的全面性，讲究烹调技术，还要多注意调换口味，要循序渐进，不可急于求成，一直到孕前营养达到较佳状态时即可。

第二，对于体质和营养状况一般的女性来说，在孕前3个月甚至半年前就要开始注意饮食调理，每天应当摄入足够量的优质蛋白、维生素、矿物质、微量元素和适量脂肪，这些营养物质是胎宝宝生长发育的物质基础。

第三，对于身体肥胖、营养状态较好的人来说，通常不需要更多地增加营养，但是优质蛋白、维生素、矿物质、微量元素的摄入仍不可少，只是应当少进食含脂肪及糖类较高的食物。体重超重或肥胖是妊娠、分娩的不利因素，也是妊娠高血压、妊娠糖尿病等疾病的危险因素，比较肥胖的女性应当提高警惕。有的女性体形肥胖，又过分担心怀孕后体形更加变胖，因而控制进食。这种做法会使身体脂肪消耗过大，酮体增加，受孕后将对胎宝宝的健康发育不利。所以，身体比较肥胖的育龄女性如果打算怀孕，也不应限制进食和盲目减肥，应当在怀孕之前就制订一个周密的减肥计划，通过合理营养再配合适量的体育锻炼，一直到体重恢复到正常范围时，再准备怀孕。

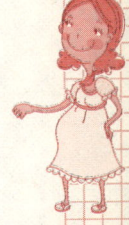

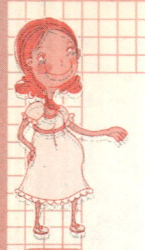

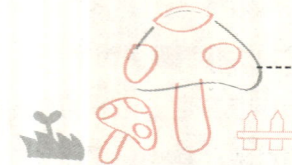

孕前"食"尚：先排毒，后怀孕

准备怀孕最重要的就是要保证自己身体的健康。现代人的餐桌上有丰盛的鸡鸭鱼肉以及各种山珍海味，然而，这些食物吃多了，就会产生许多有害毒素。所以，有些人会出现上火、口臭、消化不良、腹胀、便秘等症状。如果这些毒素长时间滞留在肠道里不排出，就会被重新吸收进入体内，从而对健康造成危害。所以，准备怀孕的夫妻应当多吃一些具有排毒润肠作用的食物。

 排毒食物数一数

下面这些食物都是具有排毒作用的：

1.动物血：猪、鸭、鸡、鹅等动物血液中的血红蛋白被胃液分解后，可以和侵入人体的烟尘和重金属发生反应，提高淋巴细胞的吞噬功能，还有补血作用。

2.菠菜：菠菜可以促进血液循环，平衡新陈代谢。

3.西红柿：吃新鲜西红柿可以利尿，生吃效果会更好。

4.魔芋：中医称之为"蛇六谷"，是有名的胃肠"清道夫"、"血液净化剂"，能够有效清除肠壁上的废物，预防便秘。

5.黑木耳：黑木耳所含的植物胶质有较强的吸附力，可以吸附残留在人体消化系统内的杂质，清洁血液。

6.海藻类：紫菜、海带等所含的胶质能促使体内的放射性物质随大便排出体外，所以能够减少放射性疾病的发生。

7.韭菜：韭菜富含挥发油、纤维素等成分，粗纤维能够帮助吸烟、饮酒者排出毒物。

8.豆芽：豆芽含有多种维生素，能清除体内的致畸物质，促进性激素生成。

9.芝麻：芝麻所含的"亚麻仁油酸"可以祛除附在血管内的胆固醇，可以加速新陈代谢。

10.香蕉：香蕉含有丰富的钾元素，对心脑血管疾病患者有益。

11.苹果：苹果所含的苹果酸，能够加速新陈代谢；半乳糖醛酸有助于排毒；果胶则能避免食物在肠道内腐败产生毒素；其可溶性纤维素能促进粪便的排泄。

12.红豆：红豆所含的石碱酸可以增加大肠蠕动，促进排尿，还可减少便秘。

13.木瓜：含有独特的蛋白分解酵素，可以清除因吃肉类而积聚在体内的脂肪。

14.西瓜：西瓜是水果中的利尿专家，多吃可以减少留在体内的多余水分。

15.草莓：具有生津润燥、促进消化吸收等作用。草莓所含的多种有机酸、纤维素、果胶和矿物质等能清洁肠胃、消除便秘。

16.糙米：是清洁大肠的"清道夫"，糙米经过肠道时会吸附肠内毒素，最后将其从肠道内排除。

17.鲜蔬果汁：它们所含的生物活性物质能阻断亚硝胺对机体的危害，还能改变血液的酸碱度，有利于防病排毒。

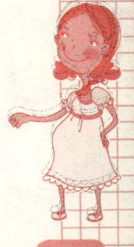

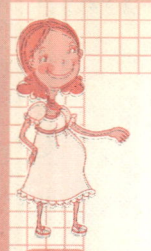

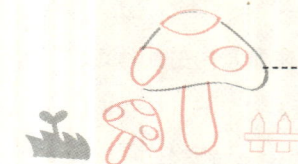

孕前补叶酸，多少要适宜

提到叶酸，也许很多准备怀孕的女性都知晓，可是对于为什么孕妇要吃叶酸，叶酸到底有什么作用，到底该怎样吃，或许就不十分清楚了。下面就让我给大家介绍一下吧。

叶酸是什么

叶酸是一种水溶性B族维生素，是从菠菜叶中提取纯化的，所以叫叶酸。叶酸具有促进骨髓中幼细胞成熟的作用，人类如果缺乏叶酸可引起巨红细胞性贫血以及白细胞减少症，还会导致身体无力、易怒、没胃口以及精神病症状。

叶酸补充的重要性

科学家发现，叶酸是胎儿生长发育不可缺少的营养素。如果孕妇缺乏叶酸，可导致胎儿出现神经管畸形，比如常见的无脑畸形和脊柱裂等，眼、口唇、腭、胃肠道、心血管、肾、骨骼等器官的畸形也可能和叶酸的缺乏有关。当然，也不能说只要补足叶酸，胎儿就绝对不会发生上述问题，因为这些病因还有其他的诱发因素，叶酸缺乏只是其中之一。

我国是世界上出生缺陷高发的国家之一，每年出生的缺陷婴儿有80万~120万，占出生人口的4%~6%。然而事实上，这样的出生缺陷是可以避免的，只要准备怀孕的女性每天补充适量叶酸，就能够预防绝大部分婴儿神经管畸形的产生。

补充叶酸的最佳时间

也许有人会问是不是只要怀孕之后补充叶酸就可以了呢？答案是否定的。因为前面所说的神经管畸形的发生是在怀孕的前28天内，而此时，大多数的准妈妈都还没有意识到自己已经怀孕了，所以，当你刚沉浸在即将为人母的喜悦中时，也面临着叶酸缺乏的危险，并危及到腹中的宝宝。

很明显，无论你在怀孕以前或是怀孕以后，对叶酸的摄入量都是不够的，这样一来，你体内储备的叶酸也就相对不足。可叶酸从摄入到在体内储备需要一段时间，如果你发现自己怀孕了再去补充叶酸显然就太晚了。

所以，女性应当在准备怀孕的前3个月就开始补充叶酸，直至整个孕期。因为在孕中、后期，胎儿DNA的合成，胎盘、母体组织和红细胞增加都将使孕妇对叶酸的需要量大大增加，因此就算胎儿的神经系统在孕早期已经发育完成，但孕中、后期叶酸的缺乏仍然会引起巨幼红细胞性贫血、先兆子痫、胎盘早剥的发生。

 叶酸补充有讲究

合理补充叶酸不但能够提高孕妇的健康水平，更能降低胎儿神经管畸形的发生率。然而补充叶酸时还需注意以下几点：

1. 长期服用叶酸会干扰孕妇的锌代谢，锌一旦摄入不足，就会影响胎儿的发育，因此，孕妇最好能在医生的指导下服用叶酸制剂。目前市场上唯一得到国家卫生部门批准的、预防胎儿神经管畸形的叶酸增补剂是"斯利安"片，每片400微克。

2. 曾经生下过神经管缺陷婴儿的女性，如果再次怀孕时最好到医院进行检查，并且还要遵医嘱增加每日的叶酸服用量，一直到孕后12周。

3. 如果怀孕之前长期服用避孕药、抗惊厥药等，可能会干扰叶酸等维生素的代谢。所以计划怀孕的女性最好在孕前6个月停止用药，并且补充叶酸等维生素。

4. 含叶酸的食物有很多，可是由于叶酸遇光、遇热就会不稳定，容易失去活性，所以人体真正能从食物中获得的叶酸并不多。例如蔬菜贮藏2～3天后叶酸会损失掉50%～70%，煲汤等烹饪方法会使食物中的叶酸损失

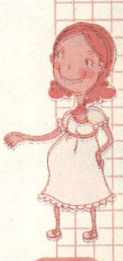

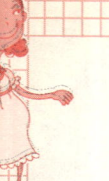

50%~95%，而用盐水浸泡过的蔬菜，叶酸的成分也会损失很大。

所以，准备要宝宝的妈妈们需要改变一些烹制习惯，从而尽可能地减少叶酸的流失，还要加强富含叶酸食物的摄入，必要的时候可以补充叶酸制剂、叶酸片、多维元素片等。

 叶酸食物大盘点

当然，除了补充叶酸制剂以外，还可以多吃一些富含叶酸的食物：

1.绿色蔬菜：菠菜、油菜、小白菜、胡萝卜、莴苣、龙须菜、花椰菜、扁豆、豆荚、蘑菇等。

2.新鲜水果：草莓、山楂、石榴、葡萄、樱桃、香蕉、橘子、柠檬、桃子、李子、杏、杨梅、海棠、酸枣、猕猴桃、梨、胡桃等。

3.豆类、坚果类食品：黄豆、豆制品、核桃、腰果、松子、杏仁、栗子等。

4.谷物类：糙米、大麦、小麦胚芽、米糠等。

5.动物食品：禽肉、蛋类、动物的肝脏、肾脏，比如猪肝、牛肉、羊肉、鸡肉等。

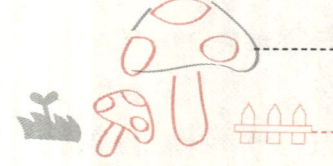

孕前贫血，补铁要及时

每对夫妻都希望能够生出一个健康的宝宝，而孕前合理补充营养，则是优生优育的一项非常重要的内容，其中缺铁性贫血的夫妇更应当及时补充铁以及其他营养制剂。

女性在妊娠后由于胎儿生长发育的需要，会使母体内发生一系列适应性的生理变化，从而会加重各系统的负担。健康妇女一般都能较好地度过妊娠期，但是，原来有疾病的妇女，就需要考虑是否能够承担妊娠的负担，包括能不能妊娠？或者需要等疾病痊愈后多久才能妊娠？

贫血是妊娠常见的并发症，部分原有的贫血情况会因妊娠而变得加重，部分在妊娠后发生。而贫血对母婴都会造成影响，其中轻度贫血在妊娠后对母婴的影响会比较少，而重度贫血则会增加母体妊娠期并发症，如妊高症、感染，甚至贫血性心力衰竭，而对胎儿影响则会更大，比如早产、胎儿发育不良、胎儿宫内窘迫等发病率都会增加。

所以，如果妇女在怀孕之前就患有贫血，那就应当在孕前进行咨询，并查清贫血的原因和程度，作出评估和处理，免得妊娠后贫血加重，甚至危及母婴安全。

其中缺铁性贫血是比较常见的贫血类型。符合缺铁性贫血诊断时，除了应当积极地去除病因外，还应注意营养卫生，应当多吃一些富含铁元素的动物蛋白，比如瘦肉、鱼、肝脏等。

此外，还应该在医生的指导下补充铁剂，与此同时还要补充维生素C，这样有利于铁的吸收。并且，医生还应提醒贫血的妇女在口服铁剂2周后，血红蛋白上升会开始明显，1个月后贫血能够逐渐得到纠正，然而此后还需要服用2~3个月甚至更长时间，以补充体内铁的储量。此外还需注意的是口服铁剂时忌饮茶，也不要和牛奶一起服用。

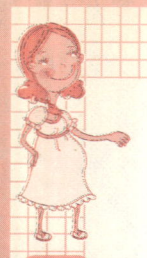

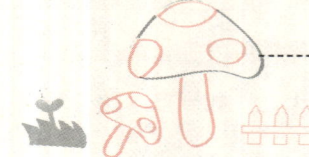

优质精子吃出来

作为繁衍后代的另一半,准爸爸的饮食对孩子的健康也至关重要。准爸爸的饮食可以影响精子,最终将影响胎儿。精子产生的周期是10周,所以,想要宝宝的准爸爸们也要注意啦,应当在妻子怀孕前3个月就开始采用饮食计划。

☕ 多吃蔬菜和水果

维生素摄入不足容易造成受孕困难。蔬菜和水果中富含维生素,这些营养物质是男性生殖生理活动所必需的。

维生素A和E都具有延缓性功能衰退的作用,维生素E有利于精子的生成和提高精子的活动度。B族维生素一旦缺乏,会降低男性的生殖能力。维生素B_{12}有助于提高精子的活动能力。男性如果长时间缺乏这些维生素,就可能导致精子减少,影响精子的正常活动能力,就算受孕,也容易导致胎儿畸形或死胎,严重的还有可能会导致不孕。

☕ 补充叶酸

一直以来大家都认为孕前准妈妈补充叶酸就可以了,其实准爸爸也不能忽略叶酸的补充。叶酸本身就是人体必需的营养素,准备怀孕的妈妈对叶酸需求量大,而对准爸爸来说,叶酸是提高精子质量的重要物质,当叶酸在男性体内呈现不足时,精液的浓度及精子活动能力下降,会使得受孕机会减少。

此外,由于叶酸参与了体内遗传物质DNA和RNA的合成,所以传递着遗传信息的"种子"也离不开叶酸。另据美国加州大学研究也证实，叶酸对于男性生殖健康是相当重要的。现时美国农业部已经推荐每日膳食标准必须保证成年男性每天摄入0.4毫克的叶酸。除了斯利安叶酸，其他营养素的补充也不容忽视，因为它们也是决定"种子"质量的关键。

补充优质蛋白质、矿物质和微量元素

蛋白质是生成精子的重要原材料，充足的优质蛋白质可以提高精子的数量和质量。优质蛋白质包括三文鱼、牡蛎、深海鱼、虾等。除此之外，还包含各种瘦肉、动物肝脏、乳类、蛋类。

人体内的矿物质和微量元素对男性的生育力也有重要影响。比如，锌、硒、锰等元素参与了男性睾丸酮的合成和运载的活动，同时帮助提升精子活动的能力。所以平时应多吃蔬果，多食用一些海洋性植物如海藻类或是菌类食物等。

核酸

核酸是支配生命活动的核心物质，既是蛋白质合成的基础，又提供遗传信息，对人体的生长、发育、繁殖、遗传等重大生命活动起关键作用。富含核酸的食品有牛肉、马肉、动物肝脏、沙丁鱼、大马哈鱼、虾、蛤蜊、牡蛎、家禽、扁豆、菠菜、蘑菇、燕麦、洋葱、芦笋、坚果、麦胚、萝卜、甜菜等。

精氨酸

精氨酸是精子形成的必要成分。精氨酸含量比较高的食物包括鳝鱼、泥鳅、鱿鱼、带鱼、鳗鱼、海参、墨鱼、章鱼、蜗牛等，其次是山药、银杏、冻豆腐、豆腐皮。如果男性的精子量比较少，则可以多食此类富含精氨酸的食物，有利于精子量的增加，并且能够增强精子的活动能力，对男性生殖系统正常功能的维持有重要作用。

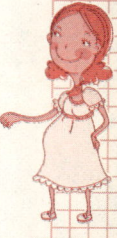

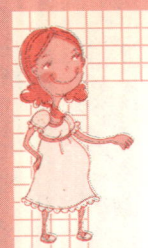

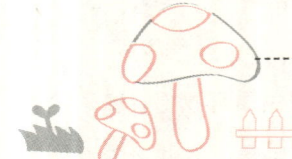

巧饮食，生个漂亮宝宝

打算要宝宝了，这是一件让所有女性都高兴的事儿。然而，在欢喜的同时，或许你还会有几分担忧："孩子他爸长得不高，怎么才能让我的宝贝将来长成高个呢？""我们两口子皮肤都有点黑，怎样能让我的孩子长的白一点呢？""一个近视眼患者，就怕遗传给孩子，怎么做才能避免呢？"类似这样的问题时不时地困扰着未来的妈妈们。

怎样才能解决这些问题，帮助我们拥有一个健康漂亮的小宝贝呢？

在这里，我要告诉您一个秘密：如果女性在怀孕之前以及整个怀孕期间能够有意识地进食某些食物，就会对腹中胎儿的生长发育起到意想不到的微妙作用，精巧科学地调配饮食，就能帮助您扬长避短，生出一个称心如意的漂亮宝贝。

告别粗糙的肤质

如果父母皮肤比较粗糙，那么孕妇就应当经常食用一些富含维生素A的食物，因为维生素A能保护皮肤的上皮细胞，使日后孩子的皮肤细腻有光泽。这类食物如动物的肝脏、蛋黄、牛奶、胡萝卜、番茄以及绿色蔬菜、水果、干果和植物油等。

改善偏黑的肤色

有的父母肤色偏黑，孕妇就可以多吃一些富含维生素C的食物。因为维生素C对皮肤黑色素的生成有干扰作用，从而可以减少黑色素的沉淀，日后生下的婴儿皮肤白嫩细腻。

富含维生素C的食物包括葡萄、柑橘、西红柿、菜花、冬瓜、洋葱、大蒜、苹果、刺梨、鲜枣等，其中尤以苹果为最佳。苹果富含维生素和苹果酸，常吃能增加血色素，不但能使皮肤变得细白红嫩，更对贫血的妇女有极好的补益功效，是孕妇的首选水果。

培育乌黑光亮的头发

如果父母头发早白或者略见枯黄、脱落，那么，身为母亲从怀孕之前就要开始多吃一些富含B族维生素的食物，比如瘦肉、鱼、动物肝脏、牛奶、面包、豆类、鸡蛋、紫菜、核桃、芝麻、玉米以及绿色蔬菜，这些食物可以使孩子的发质得到改善，不但浓密、乌黑，而且光泽油亮。

促进身体增高

如果父母的个头儿有点矮，那孕妇就应当多吃一些富含维生素D的食物。维生素D可以促进骨骼发育，促使人体增高，这种效果尤其对胎儿、婴儿最为明显。此类食品包括虾皮、蛋黄、动物肝脏以及蔬菜等。

拥有良好的视力

视力不佳或是患有近视的父母总会有这样的担心，害怕小宝宝遗传上他们的眼疾。处在这种情况下的孕妇则可以多吃一些富含维生素A的食物，比如动物肝脏、蛋黄、牛奶、鱼肝油、胡萝卜、苹果，等等。其中尤以鸡肝含维生素A为最多，胡萝卜还可以促进血色素的增加，从而提高血液的浓度，是我国民间常用的补血养血佳品。

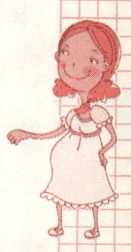

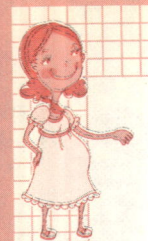

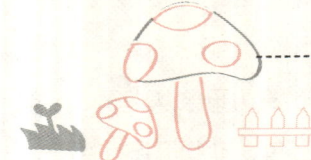

怀孕前小心"祸从口入"

对于育龄女性来说,良好的饮食习惯是身体健康的重要保证。不同食物中所含的营养成分不尽相同,含量也不等。所以,应当注意不偏食,不过度摄取某种食物,尽量吃得杂一些,以保证营养的均衡与全面。

此外,日常生活中的一些不良习惯还会对未来宝宝的健康造成直接影响,虽然宝宝是在妈妈体内孕育,可是不要忘了,你也是原材料的重要输送者哦!所以,你更要以身作则,有些不良习惯在怀孕之前就一定要改正。

烟酒危害大,孕前切莫沾

酒的主要成分是乙醇,当乙醇被胃、肠吸收进入到血液并运行到全身以后,只有少量会通过汗液、尿液等途径排出体外,其余大部分由肝脏代谢。肝脏首先把乙醇转化为乙醛,进而变成醋酸被利用,但这种功能是非常有限的。

所以,随着饮酒量的增加,血液中的乙醇浓度也会随之增大,对身体的损害作用也相应增大。乙醇在体内达到一定浓度时,对大脑、心脏、肝脏、生殖系统都会有危害。

如果酒后受孕,可能会造成胎宝宝发育迟缓,出生后智力低下。所以,为了使后代能够健康成长、发育正常,未准妈妈和未准爸爸在怀孕之前千万不可饮酒。

而香烟中的有害物质则会通过吸烟者的血液循环进入到生殖系统,在尼古丁等有害物质的刺激下,会增加流产、死胎以及早产的发生率,或者使胎宝宝出现形态功能等方面的缺陷。所以，未准妈妈在怀孕之前一定不要吸烟。

 ### 咖啡因食物少接触

由于咖啡中含有咖啡因，会改变女性体内雌、孕激素的比例，从而间接抑制受精卵在子宫内的着床和发育。而茶和巧克力中也含有咖啡因，所以未准妈妈也要适当少饮、少食。

 ### 谨慎饮用矿泉水

通常人们都会认为矿泉水中含有丰富的矿物质，对人体更有益。而实际上，矿泉水也会受到土地中有害物质（比如汞和镉）的污染。

科学家对16个国家出产的68种不同品牌的瓶装矿泉水进行了分析，结果发现矿泉水更容易受到一些微生物的污染，其中致病微生物要比想象中多得多。

尽管这些细菌可能并不会对健康人的身体造成太大的威胁，但对那些免疫力比较弱的人来说，瓶装矿泉水中的细菌可能就会对其造成危害。所以，未准妈妈最好不要长期饮用矿泉水。

 ### 避免食物污染

食物从其原料生产一直到食用前的整个过程中，会经历很多必需的环节，很可能会不同程度地受到污染，从而给人的身体带来危害。所以，未准妈妈一定要尽量选用新鲜的天然食品，避免食用含添加剂、色素、防腐剂的食品；蔬菜应当充分清洗干净，水果最好去皮后再食用，以避免农药污染；应当尽量使用铁锅或不锈钢炊具，而避免使用铝制品和彩色搪瓷制品，以防止铝元素、铅元素损害身体健康。

 ### 辛辣食物不宜吃

辛辣食物能够刺激人的食欲，让人胃口大开。可是如果过量食用，就会引起胃部不适、消化不良、便秘、痔疮等不适，给身体大打折扣。而且，随着怀孕后胎儿的增大，本来就会使消化功能和排便受到影响，如果仍然保持进食辛辣食物的习惯，不但会影响到营养的供给，而且还会加重便秘、痔疮等症状。所以应当从打算怀孕之前的3~6个月开始，就要不吃或尽量少吃辛

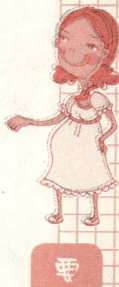

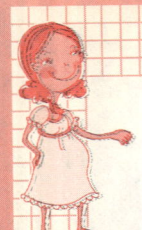

辣食物。

 高糖食物须少吃

怀孕前，夫妻双方尤其女方，如果经常食用高糖食物，则常易引起糖代谢紊乱，甚至会成为潜在的糖尿病患者。如果这种习惯维持到怀孕之后，那就会更加危险了，非常容易出现孕期糖尿病。这不但会危害到孕妇本人的健康，更重要的是会危及孕妇体内胎儿的健康发育和成长，并极易出现早产、流产或死胎。宝宝出生后，孕妇会成为典型的糖尿病患者，而宝宝可能是巨大儿或大脑发育障碍患者，影响宝宝的健康成长。

 避免吃腌制食品

腌制食品虽然味美，可是由于内含亚硝酸盐、苯丙芘等，对身体健康非常不利。所以，打算怀孕的夫妻，尤其是希望自己宝宝健康的母亲，为了您能够生一个健康的宝宝，怀孕之前一定要调整好您的饮食结构，以防"祸从口入"。

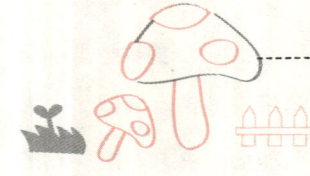

想怀孕，要远离胡萝卜

如果你想生子，如果你不想月经出现异常，那就不要像兔宝宝一样，整天不停地吃胡萝卜。也许你会问："有这么严重吗？"答案是肯定的：有！

根据美国约翰·霍普金斯医学院医师的研究发现，过量的胡萝卜素会影响卵巢的黄体素合成，分泌减少，有的甚至会造成无月经、不排卵、月经紊乱。这种情形最早是在精神性厌食症患者身上发现的，就算她们不吃东西，没有月经，抽血的时候，仍然发现血中的胡萝卜素过高。后来在一些不是精神性厌食症的女病人身上发现，如果大量吃胡萝卜，会造成血中胡萝卜素偏高,而出现不孕症、无月经、不排卵等异常现象。

研究人员解释这可能是β-胡萝卜素干扰了类固醇合成所造成的。曾经就有医师通过对6位因吃了过量胡萝卜而导致月经异常的女人进行研究发现,她们的卵巢黄橙橙的,称为"黄金般的卵巢"。

看了医师的研究,倘若你也像兔宝宝那样,不停地吃胡萝卜,那是否要想一下你也有可能会因此而导致有黄金般的卵巢,黄体素分泌减少,从而导致无月经(停经)、月经异常、不排卵以及不孕症!

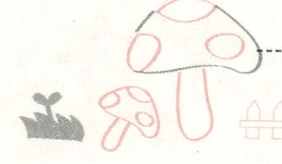

纤瘦女性,孕前要先增肥

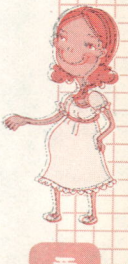

"英国皇家卫生与热带医药学院"的一组医学人员,经过对600名流产女性以及6 000名怀孕超过3个月的女性进行观察与研究,发现纤瘦的女性在怀孕最初3个月,比正常女性流产率高出72%。因此为了避免此类事情的发生,并且能够孕育一个健康的宝宝,孕妈妈不能太过瘦弱,还是尽量在怀孕之前赶快增肥吧。

只有在孕前就注意补充营养,加强锻炼,才能使体内有丰富的营养储备,妊娠后才能起到"营养库"的作用,保证胎宝宝正常地发育成长。

在饮食方面,高蛋白质、高热量饮食,是增重的不二法门。

浓缩的蛋白质和高热量食物,比如重乳酪蛋糕、小西点、小蛋糕,等等,要做到少量多餐,餐后要适时补充帮助消化的木瓜酵素或综合酵素,以增加食物的消化吸收利用率。

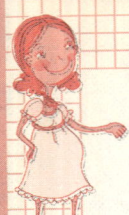

早餐

1.偏好西式口味的食谱

低脂牛奶1杯，现榨柳橙汁1杯，浇满糖浆、果酱、奶油的煎饼1份。

2.喜欢中式口味的食谱

1碗皮蛋瘦肉粥或小米粥，1杯豆浆或米浆，1个水煮蛋。

午餐

1.偏好西式口味的食谱

低脂牛奶1杯，苹果1个，三明治1个，生菜沙拉1盒，高纤饼干1份。

2.喜欢中式口味的食谱

1杯优酪乳，奇异果1个，1碗饭或1碗面，水煮青菜1份，高纤饼干1份。

下午餐点

奶昔1杯，高纤饼干几片，卤味小菜或茶叶蛋1个。

晚餐

现榨果汁1份，冰淇淋或优酪乳1份，生菜沙拉或炒青菜1份，1碗饭或1碗面，1份瘦肉或鱼肉，饭后再吃点菠萝、木瓜或西红柿。

宵夜

尽量在睡前两个小时进食。在吐司上涂满果酱、花生酱、奶油、大蒜酱。再喝1碗肉汤、牛奶或豆浆。注意要少吃点，以免吃得太饱，睡不着。

【特别推荐】——山药粥

原料：山药、乳酪、白糖。

做法：其制法可分为2种。一种是将鲜山药洗净，待大米粥熟时加入拌匀，然后调入乳酪、白糖食用；另一种方法是，把山药晒干研粉，每次取30克，加冷水调匀，置炉上，文火煮熟，不断搅拌，煮沸两三次后取下，调入乳酪、白糖即可食用。

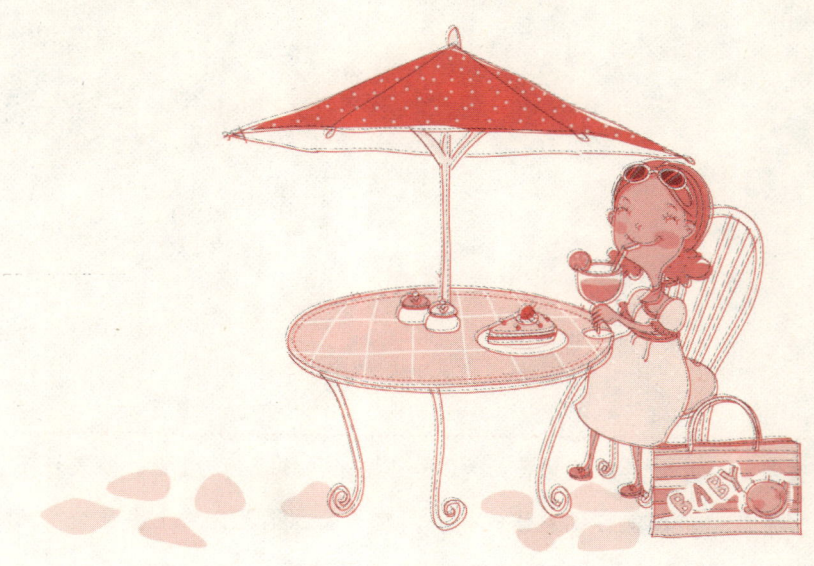

Part2
原来怀孕很幸福

妊娠第一个月时，胎儿身长约为0.5~1厘米，体重约为1克。外表还不具备人的特症，头部就占了身体的一半，有长长的尾巴，看上去像个小海马。另外，胳膊和腿大体上有了，但太小还看不清楚。此时，神经系统、血液系统以及循环系统的原形几乎都已经出现。心脏开始形成并搏动了，而且肝脏也从这个时期开始明显发育。

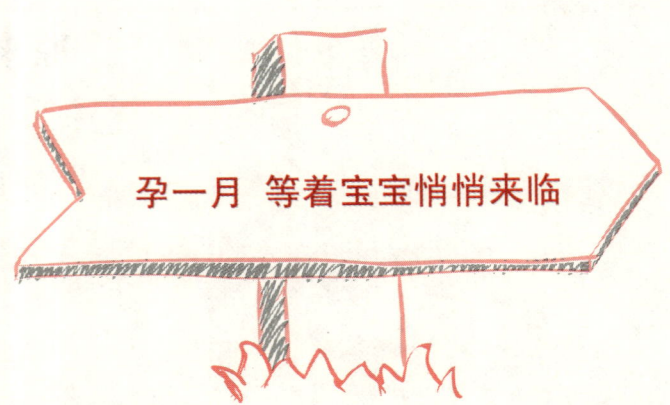

孕一月 等着宝宝悄悄来临

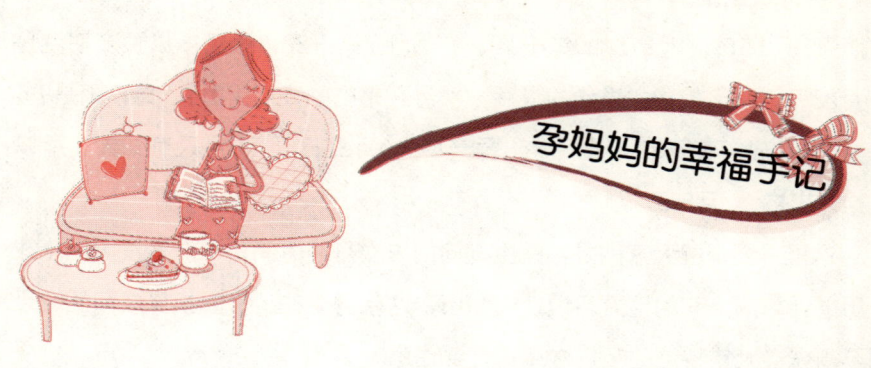

孕妈妈的幸福手记

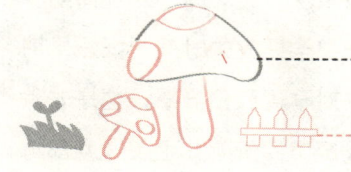

不要做个"糊涂女孩"哦

这是准备孕育宝宝的第1周，这里我想说的是千万不要做个"糊涂女孩"哦！听到这话，也许你们会摸不着头脑，这是什么意思呢？呵呵，让我来告诉你们吧！

一般来说，当怀孕后去妇产科检查时，医生会问你的末次月经是哪一天。当然，绝大多数的女性全都能清楚地回答。可是仍有少数的糊涂女孩会一脸茫然，随即说："大夫您等会儿，我出去问问我妈。"或"我出去问问我老公。"然而需要知道的是，产科医生所关心的"末次月经"对评估孕周、推算预产期是非常重要的，并且还需注意它所指的是末次月经的第一天，而不是最后一天哦。

产科医生这种根据末次月经来推算预产期的方法在医学上叫月经逆算法。这是最普通的计算方法。那具体是怎么计算的呢？就让我来教教你们吧，这是负责我的产科医生亲自教给我的。对于月经周期为28～30天的女性来说，预产期的计算方法就是最后一次月经来临当天的月份上加9（或减

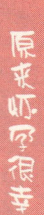

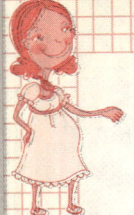

3），再于日期上加7，就能算出来了。比如，如果你的最后一次月经来临的日期为1月15日，则是1加9等于10，15加上7等于22，最后得出预产期就是10月22日。又比如，如果你的最后一次月经来临的日期为9月25日，则是9减3等于6，25加7等于32，最后得出预产期为6月32日，但6月只有30天，所以可推算出应为7月2日。

这里需要提醒大家的是，医生询问的末次月经时间，一般是按阳历（或公历）计算的。有的地方习惯使用阴历，这就需要在就诊时换算成阳历，否则孕周就会大错特错的哦，这点一定要注意。

当然，如果你说你实在记不清末次月经了，那么也不要过于担心，因为医生也同样会有办法的。她们可以根据你的大致末次月经时间、月经周期、同房时间、首次出现尿酶免阳性时间、首次出现早孕反应的时间、妊娠早期的超声检查结果、首次出现胎动的时间等重新核对孕周和预产期，这是非常重要的。因为在以后的产检中，一些检查项目或超声评价胎儿生长速度都与孕周有密切的关系。

因此，大家都了解了吧，生活中点点滴滴的细节都是非常有用的，所以，准备孕育宝宝的你，从现在开始就用你的特有方式把每次的月经来临日期记录下来吧！

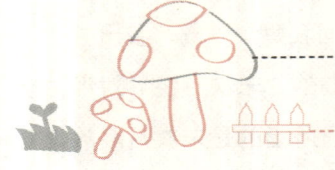

一定要写怀孕日记哦

如果你已经开始准备要小宝宝了，那么就从现在开始记怀孕日记吧！

因为如果你怀孕了，就会受到体内激素变化的影响，在1天之内可能时而会感到幸福，时而又会感到忧郁，心情总是处于起伏不定的状态。那么在这种情况下，如果你养成写日记的习惯，并且在写的时候心里还想着肚中的宝宝，那么就可以借此来使自己逐渐进入宁静而平和的状态。并且如果和丈夫一起写日记，还可以增进夫妻之间的感情，夫妻关系会变得更加亲密，你也会得到一种情绪上的安慰。

当然，怀孕日记虽然不需要天天去记，但要把妊娠期间的大事记录下来。比如，什么时候发现自己怀孕了，早孕反应出现的时间，第一次感到宝宝"踢"你的日子，第一次去产检，第一次作超声波检查，等等。除了文字内容以外，你还可以把B超检查的照片贴在日记本里。如果把自己每个月发生的外貌变化拍成照片贴在日记本里，今后也一定会成为美好的回忆。在宝宝出生以后，你还可以把这本日记当做礼物送给他，这一定会比千言万语都更能传达自己心中对宝宝的深厚爱意哦。

此外，写完一篇日记后，自己还可以朗读出来，胎儿一定会对爸爸妈妈充满爱意的声音产生好感，这样一来就顺便起到了胎谈的作用。孕妈妈可以采用阅读童话书的方法来阅读日记。

所以，准备孕育宝宝的你，从现在开始就不要再犯懒了，一定要写怀孕日记哦！

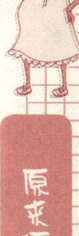

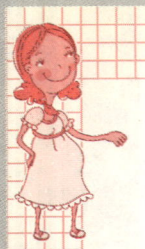
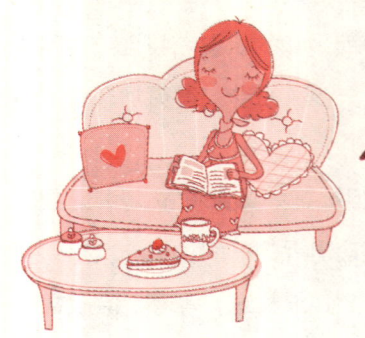
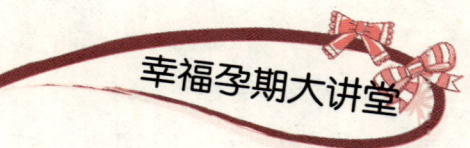

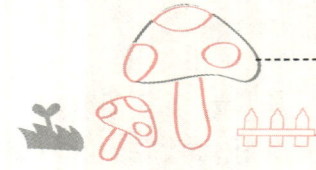

药补不如食补健康

孕妈妈要想让腹中的宝宝能够吸收到充足的营养,那么首先自己就要补养好身体。然而需要注意的是药补不如食补,因为食补比较平和,而且方便、有效。

倘若你是一位脾胃虚弱的孕妈妈,那么就可以多吃一些薏米、山药、莲子、白扁豆等来补脾胃;倘若你是一位容易疲劳、容易感冒生病的孕妈妈,那么就可以加用黄芪、西洋参等来补充气血;倘若你是一位有痛经、腰痛、肾虚等症状的孕妈妈,那么就可以多吃一些桂圆、核桃、猪腰等食物。

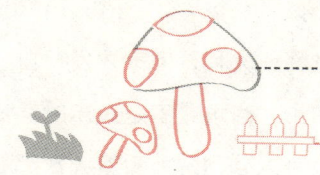

孕妈妈可以吃配方奶粉吗

孕妇配方奶粉是在牛奶的基础上,进一步添加孕期所需要的营养素制成的。这些营养素包括叶酸、铁、钙、DHA等,可以满足孕妈妈们在孕期的营养需要。有的孕妈妈孕前期反应比较厉害,体重增长缓慢,可以每天通过摄入1~2杯孕妇配方奶来补充营养。

 喝孕妇奶粉有讲究

在喝孕妇奶粉的时候还要注意以下事项:

1.勿把孕妇奶粉当水喝

一般来说,孕妇奶粉的产品说明上都会建议准妈妈每天喝1~2杯。准妈妈不要擅自增加饮用量,否则容易造成某些营养元素摄入量超标,反而对健康有害。如果你想通过喝孕妇奶粉多补充些水分,不妨每次将奶粉少放一些,多加些水,冲淡一点、稀一点,这样每天就可以多喝几杯了。

2.孕妇奶粉并不能满足所有的营养需求

孕妇奶粉的配方只是针对大多数准妈妈的,如果存在贫血、缺钙等严重状况的孕妇,还应该针对身体状况,按照医生的诊断,补充铁剂和钙等。但是,一定要让医生知道你同时在喝孕妇奶粉,并且保证所有营养元素的服用量都在安全范围之内。

3.孕妇奶粉和多种维生素不能一起吃

如果严格按照孕妇奶粉的说明饮用,基本上可以满足准妈妈对各种营养元素的要求。如果同时服用多种维生素,会造成一些营养成分摄入过量。而

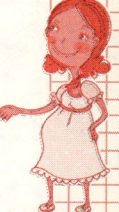

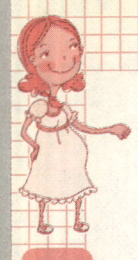

如果某些营养元素长期摄入过量，对胎儿和准妈妈的健康都是没有好处的。例如，维生素A过量，严重的会导致胎儿畸形。

怎样挑选孕妇奶粉？

1. 多尝试，寻找自己最喜欢的口味

现在的孕妇奶粉品种很多，千万不要盲目地选择一大桶，回家才发现自己不喜欢，甚至是难以下咽。很多品牌都会通过超市、商场或者是杂志的渠道免费派发试用装，不妨多要两个品牌试一试。也可以到网站上看看大家都在喝哪些品牌的孕妇奶粉，尝试后再作决定。

2. 根据需求挑选奶粉

现在的孕妇奶粉，添加了很多营养成分，而且不同的孕妇奶粉添加的东西也不尽相同。可以根据自己的需求来选择孕妇奶粉，比如，如果你想用孕妇奶粉代替平时吃的多种维生素，那就挑选一个配方里面营养元素种类相对多一些的奶粉。

3. 孕妇奶粉并不适合所有孕妈妈

患有妊娠期糖尿病的准妈妈最好在选择孕妇奶粉之前咨询一下医生的意见。体重超标、体重增长过快的准妈妈在选择孕妇奶粉之前也应该慎重考虑，因为孕妇奶粉与多种维生素相比，脂肪含量及热量都相对较高。

4. 孕吐严重的准妈妈不妨尝试一下孕妇奶粉

孕期反应厉害，经常恶心、呕吐，容易造成营养不良。喝孕妇奶粉可以补充很多丢失的营养元素。而且与多维片和鲜牛奶比起来，孕妇奶粉更容易饮用，对消化道负担最小。不过需要提醒的是孕吐很严重的准妈妈，最好选择一款口味清淡的孕妇奶粉。

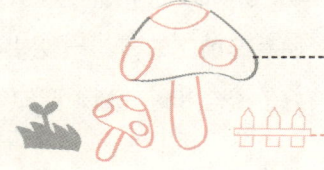

食物要熟透再吃

生的食物中所含的细菌会导致胎儿智力缺陷。

未熟透的食物中含有的寄生虫会引发疾病，弓形体病就是其中的一种，它可能只会令孕妈妈产生流感一样的症状，但对胎儿来说却会带来极为严重的后果，包括失明、丧失听力以及智力迟钝等。为消除弓形体病，烧煮食物时温度至少要达到100度，用热水洗手、洗菜板和菜刀，做饭前后都用洗手液或香皂洗手。

需要注意的是：尤其是外出吃饭的时候，要避免吃生的或半生的肉类食品，也不要吃用生鸡蛋制作的提拉米苏或沙拉。可以在点餐的时候向服务生问清楚。

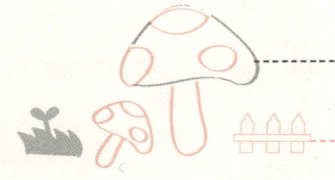

孕早期要远离药物

在妊娠期间服用药物一定要特别注意，药物对胎儿的影响是巨大的，有些无意中服用的药物对胎宝宝的危害甚至是致命的。所以准备要宝宝的夫妻，尤其是准备要做妈妈的女子在服用药物时一定要慎重。一般从受精到发现怀孕要在孕5周以上，但孕3~8周时期是胎儿致畸敏感期，即最容易造成胎儿畸形的时期。妊娠早期是胚胎组织器官分化、形成、发育的重要时期，在妊娠早期，如果用药不当，很有可能造成胎儿畸形。如果你不小心用了药，一定要去医院找老资格的专家咨询，如果在胚胎着床前吃的药，一般对胎宝宝无碍。另外，要作好相关的孕期检查，保持好的心态和好心情，要知道，孕妈妈的快乐与否也直接影响胎宝宝的健康。

需要慎用的药物

感冒药：抗感冒药大多是复合制剂，含有多种成分，常见的有速效伤风胶囊、感冒通、康泰克、白加黑、康必得、感康、快克等，这些药大都含抗组胺剂、解热镇痛剂，会给胎儿带来不良影响。

抗生素：如四环素、土霉素、氯霉素、链霉素、卡那霉素、强力霉素、呋喃西林等可致胎儿短肢畸形、乳齿变黄、骨骼发育障碍、先天性耳聋、肾脏损害和溶血等。

镇静药：如安定、利眠宁、眠而通、反应停、苯巴比妥、鲁米那等会引起胎儿短肢、无耳、无眼、唇裂、视网膜病变、骨骼畸形和先天性心脏病，并能抑制新生儿生长。

性激素：如孕酮、睾丸酮可诱发胎儿外生殖器畸形、脑部畸形、男胎儿尿道下裂、男胎儿女性化或女胎儿男性化等。

激素：如强的松、可的松、肾上腺皮质激素和甲状腺素可导致胎儿唇裂、腭裂或无脑。

抗糖尿病药：如降糖灵（苯乙双胍）和胰岛素可导致胎儿唇部和肢体骨骼的畸形。

维生素B_6：会使婴儿出生后产生对维生素B_6的依赖症。

抗惊厥药：可导致胎儿躯体和智力发育迟缓、眼距宽、低位耳、指甲指骨发育不良。

某些中药：如红花、蒲黄、麝香、当归等具有兴奋子宫肌的作用，会引起子宫强烈收缩，导致宫内胎儿缺氧、发育不良或出现畸形，甚至引发流产、早产和死胎；大黄、大戟、芒硝、商陆、巴豆、芫花、牵牛子、甘遂等会刺激孕妇肠道，反射性地引起子宫强烈收缩，进而导致早产或流产，雄黄、朱砂对胎儿也有致畸作用。

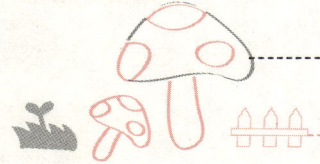

暂时要远离宠物了

现代城市家庭养宠物的人较多，这些宠物给人带来了乐趣。很多人因为这些小动物比较可爱就很喜欢，又不觉得脏，就总把它们抱在怀中，与之亲昵，脸挨脸地甚至嘴对嘴地喂，也不去理会它们是否带有细菌或传染疾病，殊不知这些小动物常可致病。

与宠物的接触，是家庭环境中卫生源污染的主要来源，容易造成人畜共患的传染病。许多小动物是一些传染性疾病的主要来源，养猫养狗尤其如此。猫是弓形体病的主要传染源，弓形体寄生虫的卵存于猫粪便中，对猫本身无害，但一只受感染的猫，1天内可排出约1 000万只虫卵，这些虫卵在适宜的环境中，经2~4天就能孕育成感染源。如果妊娠期的孕妈妈被弓形虫卵感染了，就会在体内增殖，进而通过胎盘传染给胎儿，使胎儿患先天性弓形体病，最终导致流产、早产、死胎或畸胎。临床会发生脑积水、小脑畸形、小眼球畸形、失明或智力障碍等。因此，妊娠期最好避免与猫接触，不要养猫。此外，养狗也不利于母子健康，经常与狗接触有碍卫生，狗舔人、咬人都会导致病菌传播，还有传染狂犬病的可能。

所以，妊娠期间为了自己的健康和宝宝的安全，还是远离宠物好。

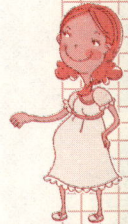

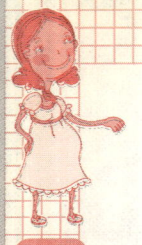

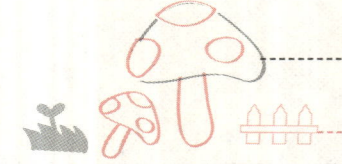

好心情孕育健康宝宝

从孕妈妈的最后一次月经开始，孕期的前12周（3个月）为孕早期，想必很多妈妈们都深有体会，在得知怀孕的兴奋劲过后，伴随而来的却是恶心、呕吐、厌食等现象，这时会变得慵懒，白天感到昏昏欲睡，而到孕早期的后半段，会感觉很烦躁，情绪波动很大，这些就是孕早期的反应。

然而孕妈妈的情绪与胎宝宝全身各器官功能的变化直接相关，虽说上面的各种孕早期反应都很正常，但孕妈妈们却应该及时处理和调整。因为不良的情绪会扰乱神经系统，导致孕妈妈内分泌紊乱，进而影响胚胎和胎儿的正常发育，造成损伤、畸形甚至夭折。尤其是在孕早期的6~10周，是胚胎腭部发育的关键时期，如果此时孕妈妈的情绪过于不安，就会影响胚胎的发育并有可能导致腭裂或唇裂。

因此，保持心情的愉快是孕早期的关键。而悠扬动听的音乐则能很好地舒缓孕妈妈的心情，进而使血液中的内分泌激素浓度趋于正常，这样就能为胎儿大脑的全面发育提供有利基础。所以，此时可以选择些轻松愉快、诙谐有趣，或能引起美好联想的音乐。对于音乐种类的选择，一般选择轻音乐，可以是经典的古典音乐，比如莫扎特的C大调钢琴奏鸣曲等，也可以是一些电影的原声乐，比如宫崎骏的《龙猫》片尾主题曲等。当然如果你不喜欢轻音乐也不要紧，任何可以让孕妈妈心情愉悦的音乐或歌曲都可以，但是重金属摇滚或嘈杂的音乐除外哦。

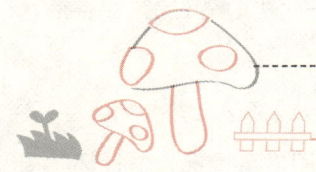

怀孕了，什么时候做B超

自1958年B超第一次应用于临床已近50年了，B超检查的安全性已得到肯定，理论上高强度的超声波通过它的高温及对组织的腔化作用，可能会对组织有损伤作用，但事实上医学上使用的B超检查未能证实有过不良的生物效应。由于在医学上诊断用的B超是低强度的，对胎儿是没有危险的，直至目前也从未有过B超检查引起胎儿畸形的报道。

不过这并不意味着妊娠期就可以随意地做B超，认为做多少次也无关是错误的。从检查的必要性及经济角度来说，必要的正常妊娠检查不超过2次为宜，第一次检查在妊娠18～20周，这个时候胎宝宝已有雏形，这次检查的重点在于排除真正的胎儿外畸形，所以是一定要作的一次检查。多数妇产科大夫都不主张18周以内的孕妇做B超，尤其是在怀孕12周以内。但是，如果孕妇在早期出现令人揪心的情况，如阴道流血、突然腹痛，借助B超确定胚胎是否存活，能否继续妊娠，有无异常妊娠，像宫外孕或葡萄胎，则是最直接和可靠的手段，积极配合医生的检查是明智的做法。

而第二次检查可以做，也可以是必要时才做，在妊娠后期了解胎儿生长发育情况，羊水状况及胎盘有无异常等。如果妊娠不正常，就需根据病情，决定B超检查的次数了，例如羊水过多时，可能要在治疗前后，经常重复测量羊水量，又如妊娠超过40周后，可能需要1～2次/周B超检查，测量羊水量及评估胎儿在宫内的状况。

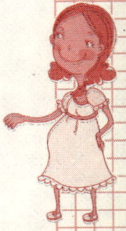

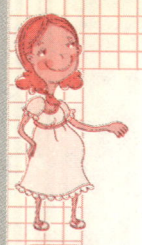

☕ 不同时期的B超检查查什么

1.孕早期（12周之前）

这一次检查出现以下情况的必须要做，一般不主张做。

（1）有先兆流产现象，且阴道出血时间长——需了解胚胎是否存活，是否有必要继续保胎；还需排除葡萄胎的可能。

（2）出现下腹部疼痛——需排除宫腔外怀孕，或怀孕合并肿物。

（3）对月经不正常的怀孕妇女——需了解胚胎发育情况，估计怀孕周数，排除多胎。

（4）明显的胎儿畸形如无脑儿、缺肢等也可能在怀孕12周左右通过B超检查发现。

孕中期（13~27周）

一般情况下这是准妈妈的第一次B超检查，需要检查的项目有：

（1）查胎位——确定胎儿是头位、臀位或是横位，做到胸中有数。如果到了孕28周以后，胎位不正的情况未能得到解决，就应在医生的指导下设法予以纠正。

（2）查羊水——由于羊水与胎儿的宫内状况密切相关，羊水过多或过少都要影响到胎儿的发育，甚至引起畸形，故在必查之列。

（3）查胎盘——胎盘在孕9周左右初步"亮相"，出现雏形，孕16周以后持续增厚，孕36周以后又轻微变薄。此项检查的目的是了解胎儿在子宫内的环境，如孕37周以前出现Ⅲ级胎盘，这样的环境将对胎儿产生不利影响，故应作为高危孕妇定期观察。

（4）查脐带——看有无脐带缠绕、脐先露和脐带脱垂、脐带肿瘤等异常情况存在。

（5）查是否前置胎盘——前置胎盘的位置以及是否有胎盘早期剥离、宫颈机能不全等。

（6）查有否胎儿畸形——可能被"侦察"到的畸形有：无脑儿、脑积水、小头畸形、脊柱裂等神经系统畸形；食管狭窄或闭锁、幽门梗阻或闭锁、十二指肠闭锁、无肛门、唇裂等消化系统畸形；先天性房间隔与室间隔缺损、法乐氏四联症、单心房、单心室等心血管畸形；肾不发育、肾积水、多囊肾等泌尿系统畸形；肺囊性变等呼吸系统畸形或异常；软骨发育不良、成骨发育不全等骨骼系统畸形等。

孕晚期（28周之后）

这一次的目的是为了了解胎儿的发育情况，进一步检查胎儿有无畸形。

（1）判断胎儿的大小以及羊水量的多寡方面——确定是否需要对羊水进行跟踪监测。

（2）此时的B超检查还可以进一步明确胎盘的位置，判断有无前置胎盘。

（3）获得脐带血流以及胎儿体内重要脏器的血流信息，间接了解胎盘动能。如果发现问题，便于及时处理。

（4）B超检查还能告诉你胎位是否正常，并预测胎儿的体重，以便让医生来决定分娩的方式。

TIPS：孕妇B超检查要作哪些准备？

早孕期作B超检查需要提前饮水使膀胱充盈；孕中晚期妊娠需做胎盘定位及附件肿物者均需事先饮水，待膀胱充盈后方可进行检查，但不宜过多；便秘者于当日早晨或前日晚提前排空大便，以免影响检查。怀孕3个月内尽量避免多次B超检查。其他的常规产前B超检查不需作特殊准备。

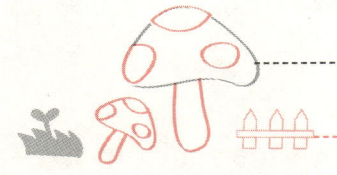

家中的安全隐患你知道吗

 浴室

洗澡时间、水温要适当。女性怀孕以后，身体各组织、系统都会发生一

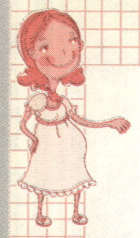

系列变化，汗腺及皮脂腺分泌旺盛，因此必须注意皮肤卫生，经常洗澡。不过要注意，洗澡时间一定要适当。饥饿时、饱食后一小时以内不宜洗澡。

由于妊娠后孕妇外阴部发生了明显变化，皮肤更柔弱，皮脂腺及汗腺的分泌较体表其他部位更为旺盛，子宫颈腺体分泌增加，白带明显增多。因此每天要进行外阴部的清洗，清洗时要注意不能用很热的水烫洗，不要用碱性肥皂。

洗澡的水温也要适当。无论春夏秋冬，浴水温度最好与体温接近，以27℃～35℃为宜，不能洗冷水浴或蒸桑拿，因为过冷或过热均会影响孕妇的血液循环，不利于母体健康及胎儿发育。

避免滑倒。我们提倡孕妇洗淋浴，而不是盆浴。这不光是因为妊娠后女性阴部的自洁功能下降，盆浴时病原体易通过阴道逆行感染。还有一个重要原因，就是孕妇身体笨重，进出澡盆、浴缸不方便，无形中就增加了滑倒的概率，而且浴室地方小，东西多，滑倒后很容易使腹部受到撞击，造成早产、胎盘早剥等。

即使是淋浴，也同样要注意，因为洗澡时地面水多湿滑，孕妇重心不移，很容易打滑，所以最好铺上防滑垫，确保安全。

 厨房

做饭时保持空气流通。厨房中的煤气或液化气燃烧后，在空气中会产生多种对人体有害的气体，其中释放出的二氧化碳、二氧化硫、二氧化氮、一氧化碳等有害气体，比室外空气中的浓度高，加之煎炒食物时将产生油烟，不能提供给孕妇所需的大量新鲜空气，因此必须要打开窗户，并使用抽油烟机，以保持厨房的空气流通。

如不能很好通风，孕妇应尽量减少长时间在厨房劳动。

尽量少用小家电。厨房中家用电器比较多，虽然使用方便，但是由此产生的电磁辐射也是一种不安全因素。比如微波炉，微波具有很强的热效应，会产生很强的电磁波。微波炉产生的电磁波会诱发白内障，导致大脑异常，也可能会对胎儿产生影响。因此孕期要尽量减少近距离长时间使用微波炉，尤其在孕早期。另外，电磁炉、电饼铛等电器也应尽量少接触。

起居室

不能太娇气，也不要太逞能。有的准妈妈一知道怀孕后，就再也不过问家务事了，生怕动一动就把宝宝给动下来了。而有的准妈妈却什么都不在乎，觉得自己没问题。其实，这两种想法都没必要。只要度过了反应期，准妈妈就可以适当地做些家务活，但不能像"没事人"似的，因为你毕竟处于特殊时期。

所以，准妈妈在孕期可以适当减少家务劳动，不宜搬动重物。尤其是有习惯性流产和宫颈机能不全的孕妇，有可能因为剧烈的家务劳动而导致流产或早产，所以不能进行较重的家务。家务劳动的时间也不宜过长，因为长时间运动会导致孕妇过度劳累，胎盘血液供应不好，胎儿发育受影响，胎盘血管痉挛，容易发生胎盘早剥和胎膜早破，造成胎死宫内、流产或早产。而且，蹲下身子提重物，努力去够高处的东西这些动作，也要避免。

不要轻易改变家具的摆放位置。如果你有经常变换家具位置的习惯，那么，现在也暂时放下吧，而且还要提醒家里的人别这么做。虽然变换家具位置能给你带来新鲜感，但它的代价有可能是伤害到你肚子里的宝宝。因为你已经习惯于原来的摆放秩序了，一旦变了位置，你没反应过来，没准儿一转身就撞在桌子角上或被椅子绊个跟头！比比哪头轻，哪头重，你就不会兴之所致哪天来个家具大变身了吧？

衣物摆放要易于取放。当然，这并不等于说家里的一切摆设都要"原封不动"，有些还就非动不可，这也是为了准妈妈的安全考虑。发现怀孕以后，房间的一些布置需要作适当的调整。比如，房间和浴室的地板如果是易滑的材料，要在上面铺上防滑垫，以免准妈妈摔倒。注意把各种电源线的位置安排好，不要放在经常走动的地方，或往高处放，以免绊倒孕妇。另外，衣柜中衣物的摆放也要作调整，准妈妈的常用衣物要放在方便易拿的地方，不过高也不过低。为便于准妈妈挂取衣物，挂衣架也应适当放低，尽量减少孕妇登高爬高的机会。

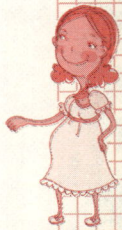

 卧室

采用正确的居室清洁方法。对于准妈妈而言，卧室是待得比较多的地

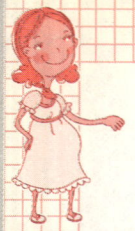

方，所以，保持清洁至关重要。但是，很多年轻准妈妈光注意到了卫生问题，却忽略了清洁剂的安全问题。大量的消毒剂虽然能使房间的病原菌被消灭，但消毒剂本身的有毒物质却有导致胎儿畸形的副作用。因此，想让卧室清洁，正确的做法不是使用大量的消毒剂，而是保持房间的空气流通，这才是杀灭病原体的最好方法。

隆冬季节，如果家里没有暖气，钻进冰冷的被窝里，可是需要一定的勇气！电热毯至少能让我们睡觉时不再需要"咬牙跺脚豁出去了"。不过，作为准妈妈，你就不能享受这样的"待遇"：电热毯会使休息状态的细胞长时间处于电磁波中，不利于人体健康，更会影响到肚子里的小宝宝。所以，如果实在怕冷，可以先把电热毯预热半小时，待临睡前关闭开关，拔掉电源插头再睡。或者采用土办法，比如热水袋什么的，别看土，至少大人孩子都安全！

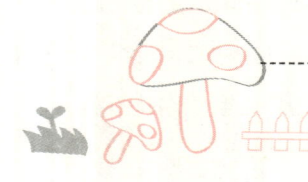

孕早期要谨防病毒感染

在已知与人类有关的300多种病毒中，至少有10余种病毒会危害胎宝宝的健康。这种危害主要通过三种方式：一是直接感染精子和卵子，可导致早期流产；二是通过胎盘或脐带血侵入胎宝宝体内；三是分娩时通过产道感染。

孕早期是胎儿的器官分化与成形期，所以安全度过孕早期对胎儿各器官的发育是非常重要的，很多常见的病毒都能通过胎盘进入胎儿体内，影响胎儿生长发育，导致畸形或者胎儿死亡。所以在孕早期一定要预防病毒感染。

孕妈妈要预防病毒感染应注意做到以下几点：

1.实行孕前计划免疫,增强体质,加强体育锻炼,提高自身免疫力,这是预防病毒感染的重要措施。

2.孕妈妈尽量不到公共场所,避免同病毒携带者接触。孕妇不同于正常健康人,因怀孕后雌激素的增高,机体免疫系统受到抑制,抵抗力下降易遭受感染。所以孕期不宜到公共场所参加活动,否则会大大增加感染机会,影响优生。

3.勤洗手,养成从外面回到家中就洗手的习惯,外出时常备洗手皂片或者消毒湿巾。饭前便后要洗手,接触过钞票要及时洗手。

4.注意饮食、增加营养。一部分病毒可通过消化道感染,如食入不洁食品,使用公用餐具,都可能引起感染。故孕期应尽量注意饮食,不到公共就餐场所用餐。

5.不吃腐烂变质的食物,比如不吃泛青的土豆、发红的甘蔗,如果食物有部分损坏,就要舍弃,有时没有坏的部分已经受到感染,不能因为去掉变质部分就放心了。

6.定期给电话、冰箱、洗衣机、电风扇、空调等家用电器消毒,它们往往是细菌和灰尘的高聚集点。

7.选择受孕期,避开易感季节。病毒感染多发生在冬春季节,此时期人群易患病毒感染性疾病。另外,孕期感染易发生在孕早期,而且早期感染对胚胎发育影响严重。根据这两大特点,如果是计划"造人"的话,可以选择受孕时期,避开易感期和胚胎致畸敏感期,这样可以减少感染机会,减轻感染对胎儿的影响。

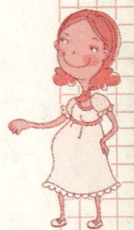

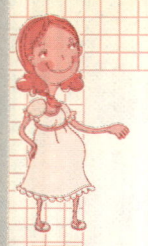

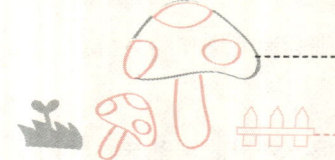

孕期注意唇部卫生

空气中不仅有大量的尘埃，而且其中还混杂不少的有毒物质，如铅、氮、硫等元素。它们落在孕妈妈身上、脸上的同时，也会落在嘴唇上。很多孕妈妈在外面的时候，通常都很注意不随便用手拿东西吃，或从外面一回到家，就马上去洗手。可是，很少想到嘴唇也同样应该注意卫生，经常在没有清洁嘴唇的情况下喝水、吃东西，或时不时地总去舔嘴唇，殊不知这样做是很有害处的。

因为空气浮尘中的很多有害化学物质以及病原微生物会落在孕妈妈的嘴唇上，它们一旦进入孕妈妈的体内，会造成更大的危害。孕妈妈身体里还有个对有害物质十分敏感的胎宝宝，胎宝宝会因此而无辜受害，导致一些不应该发生的结局，如引起胎宝宝组织器官畸形等。

那么，怎样做到保持嘴唇卫生呢？很简单，外出时最好在嘴唇上涂上能阻挡有害物的护唇膏。如果要喝水或吃东西，一定要先用清洁湿巾将嘴唇擦拭干净。回到家后，洗手的同时别忘了给嘴唇作清洁。孕妈妈可要记住哟！

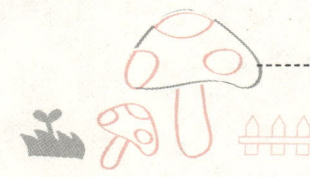

快乐"孕"动：孕初期讲究缓

此时的孕妈妈在运动的时候，需要注意动作要舒缓，而且还要注意保暖，以免着凉感冒，影响受孕。主要可以采取以下两种运动方式：

1.散步

散步是怀孕早期最适宜的运动。散步有利于呼吸新鲜空气，能够提高神经系统以及心、肺功能，促进全身血液循环，增强新陈代谢，加强肌肉活动。肌肉能力的加强，可以为正常顺利分娩打下良好的基础。因此说，散步是增强孕妈妈以及胎儿健康的有效运动方式，孕妈妈应当坚持每天散步。

你可以在上下班的时候提前下车，步行完剩下的路程，还可以在吃完午饭后在单位附近走走，也可以在晚饭后和丈夫一块在家附近逛逛；买菜、购物也都是很好的散步机会。

并且，在你散步的时候，还可以把散步时遇到的人和事说给胎宝宝，比如蔚蓝的天空、白白的云朵、奔驰而过的汽车、漂亮的女孩儿、刚刚发芽的青草，等等，这些都是非常好的话题，可以借此向胎宝宝传递很多知识，并且同时还不会受到任何限制，何乐而不为呢！

2.做孕妈妈体操

孕妈妈做体操，除了能够解除疲劳，使肌力得到增强外，还能够使腹中胎儿的身心得到良好的发育。体操运动项目多种多样，孕妈妈可以根据自身的环境条件以及身体状况来自由选择体操项目进行锻炼。

此外，孕妈妈的情绪也非常重要，因为它不但会对自身的食欲、睡眠、

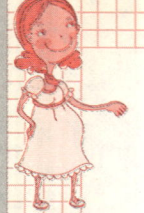

精力、体力等几个方面造成影响，而且还会通过神经—体液的变化，影响到胎儿的血液供给、胎儿的心率、胎儿的呼吸以及胎动等许多方面的变化。因此，孕妈妈从确诊怀孕的第一天开始，就应当树立"宁静养胎就是教胎"的观点，在妊娠期间确保情绪稳定、乐观，切忌大悲大怒，甚至吵架、斗殴等不良行为。

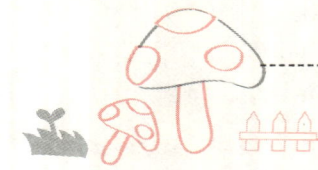

4个小窍门帮你远离焦虑

由于孕期体内激素状况的改变，孕妈妈容易出现焦虑情绪。而大量的临床研究表明，孕妈妈如果情绪过于焦虑，就会致使胎儿畸形或引发早产。而持续的焦虑情绪所引起的一系列生理变化，可导致胎动频率和强度增加，胎儿过度的不安表现可能会贯穿整个妊娠期，而胎儿长期不安，可导致其体力消耗过多，从而影响其健康发育，甚至影响胎儿出生后的身心健康。虽然这种焦虑情绪无法避免，可是如果适时调整的话，就会没有大碍，从而轻松享受整个孕期。

小窍门1——提前打"预防针"

有心理准备的孕妈妈比没有心理准备的更为愉快、顺利、平和，妊娠反应更小，孕期并发症更少。

胎儿在优良的环境中健康成长，有助于妈妈顺利分娩。因此在孕前和孕早期，要从心理和精神上作好各种准备，包括从心理上接受怀孕期特殊的变化，如形体、饮食、情绪、生活习惯变化，作好充分的准备，以接受小生命诞生后有可能导致的家庭和生活问题，保证自己在妊娠过程中，能够始终保持平和、自然的心情和愉快、积极的态度。

还要多与母亲和婆婆等长辈交流，直接了解一些小常识。

小窍门2——补充精神食粮

特别是初产妇，由于缺乏对生产的直接体验和正确认识，导致孕期出现任何一点生理变化，都可能影响心情和精神状态。

要解决这个问题，最重要的就是要多学习。这种学习的渠道可以是多方面的，如：从电视、报刊等媒体上学习一些孕期保健知识；积极参加准妈妈俱乐部活动，通过和别人交流，正确看待自己的焦虑问题；经常参加正规医院举办的孕期讲座；有问题及时向医生咨询。

小窍门3——饮食起居更规律

孕早期，在医生和家人的帮助下，制订一份科学有效的起居及饮食定时定量表，然后严格坚持三点：

1.每天保证8～9个小时的睡眠，做到起居规律、睡眠充足、不可贪睡。

2.适当活动锻炼，可以促进孕妇和胎儿的血液循环，有利于宝宝发育以及将来分娩顺利进行。

3.饮食得当，不偏食。孕妈妈应该听从医生指导，根据各类人群营养摄入标准，合理搭配饮食。如果条件允许，少食多餐也比较好。但是要注意营养均衡，忌食生冷、辛辣、刺激的食物。

小窍门4——"心理营养"也要保证

妻子怀孕后，虽然家人会千方百计为其增添营养，以保证母亲、胎儿的健康，但仅有饮食方面的营养是远远不够的，孕妈妈更需要有愉快的心情和稳定的情绪，即"心理营养"。

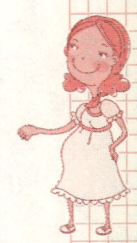

事实上，只要坚持合理的生活方式，绝大多数女性都可以顺利地生下聪明的健康宝宝。孕期可增加一些小爱好，如编织、绘画等，多分散注意力。

创造雅致、温馨的家居环境，逛街边的特色商铺，将家庭小环境布置得更加整洁、美观、赏心悦目。多欣赏花卉、盆景、美术作品，与大自然保持亲密接触。常听优美的音乐，朗读诗歌，多看童话和育儿周刊等。

5周时，胎儿头大但松弛无力地垂下，已具有萌芽状态的手、脚和尾巴。7周时，头、身体、手脚开始有区别，尾巴逐渐缩短。到了第2个月末，胚胎大约有2~3厘米长，体重增加到4克，用肉眼也可以分辨出头、身体和手足。此时看上去就像颗葡萄。

手指和脚趾间看上去有少量的蹼状物。这时胚胎像跳动的豆子一样开始有运动。胚胎的上面和下面开始长出肢体的幼芽，这是将来宝宝的手臂和腿。日后将形成嘴巴的地方的下面，有一些小皱痕，它最终会发育成脖子和下颌。面部的基本器官已经开始成形，已经能清晰地看到鼻孔，眼睛也可见雏形。

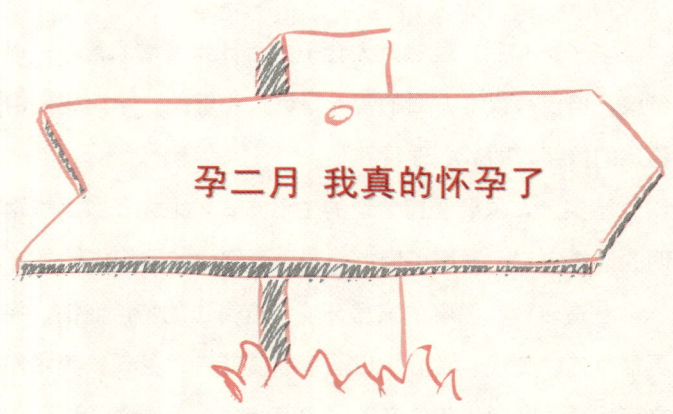

孕二月 我真的怀孕了

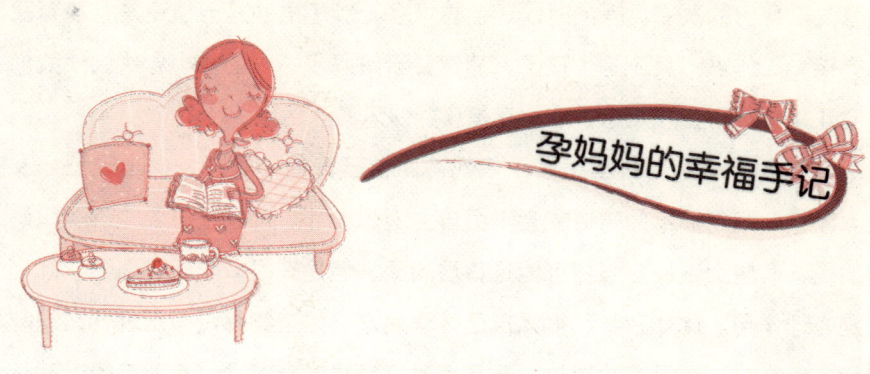

孕妈妈的幸福手记

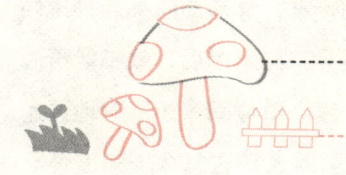

并非每个孕妈妈都会吐

到了这个月,我看"大姨妈"没有像往常一样如日来临,我就想不会是怀上了吧。于是就和老公买来试纸试了试,一看两条杠,心跳瞬间变得好强好快,可以清楚听见扑通、扑通的声音,好像有一个人在里面打鼓,打得我身体里也跟着一起震动,我们又用了第二张试纸又试了一遍,结果仍然是两道杠。没错,我真的怀孕了!此时的心情很激动,没想到自己真的要做妈妈了,自此以后,我们一直都沉浸在喜悦之中,而且也接到了四面八方送来的祝福。感觉怀孕好幸福啊!

我知道有个小人儿在我的身体里,他是这么依赖我、爱着我,这个神奇的小生命也许是沉重的责任与负担,但更是上苍赐给我最珍贵的礼物。

从这时候开始,不知你们有没有注意到,自己的行动会变得非常小心,手不自觉地就会摸肚子,还动不动就想叉着腰走路。这些都是我刚怀孕时做过的事情,摸着肚子心里可骄傲呢!

其实,不熟悉的人肯定看不出来我们是孕妇,但是初为人母的你会非常

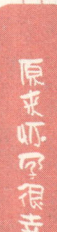

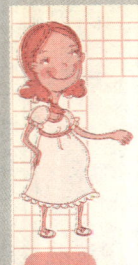

在意自己身份的改变。有的时候还会想很多，肚子里的是男孩还是女孩？我还要接着工作吗？我还是个孩子，竟然要当妈妈了……这些小念头会让我们一会儿兴奋，一会儿焦虑，这才真是痛并快乐着。

然而，在这个月，当很多孕妈妈得知自己真的怀孕时，会出现妊娠反应。比如一闻到油荤的味道就会不由自主地想去吐。可是我想要告诉孕妈妈们的是，有些女性反应强烈可能是体质问题，但是有很多孕妈妈强烈孕吐可能是心理作用。比如我吧，得知自己怀孕后，自始至终都没有出现什么孕吐症状，但是一直也没有啥胃口。只是有时突然想吃麻辣烫，有时又想吃酸辣粉那种酸酸辣辣的重味食物。而我的一个同事，在得知怀孕之前还兴高采烈地去参加单位组织的出游活动呢，活动中吃啥都没事，等活动回来后，得知自己怀孕了就开始想吐了，她说那时真觉得奇怪了，打那以后，就不能再闻油烟味了，时时刻刻都感觉吃下去的饭还在嗓子眼。单位同事还不时地逗她开心说："怎么一路上一点也没看到你像是怀了孕的人，这怎么一知道怀孕了就开吐了呢？"当同事听到这句话，想了想，然后对我说，或许真是自己的心理原因造成的啊！如果不知自己怀孕了，或许真的不会吐。

所以说，通过我和同事的例子可以看出，并不是每个孕妈妈都会吐的。在怀孕期间，一定要放松自己，那样对自己、对宝宝都有好处，而且想吃什么就吃什么，也不要担心吐不吐的事，这样就能轻松度过整个孕期了。

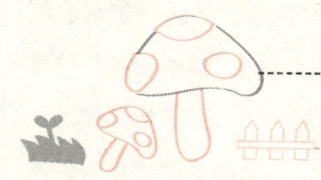

从现在开始就要预防妊娠纹哦

或许，我现在跟你们提预防妊娠纹的事，你们觉得为时尚早，可是当我细细说明后你们就会明白我的良苦用心了。

在我结婚之前，就曾看到过妈妈肚子上的妊娠纹。妈妈告诉我说，那是生我们时留下的痕迹。肚皮松松的，再加上一道道的妊娠纹，使肚皮看上去皱皱巴巴的，感觉很难看。妈妈说有的女人会长这个，而有的人就不会长的。我当时就想等我怀孕时可千万不要长这个啊。

后来我看了好多这方面的书，才知道原来这种妊娠纹是可以预防的。

我身边的很多朋友都认为，预防妊娠纹应该从肚肚凸起后再开始，其实这可是一个大误区啊。你想想，长妊娠纹就是因为肚子上的皮肤被严重抻拉，皮肤下的组织断裂而造成的。如果肚子已经大了，小纹都快长出来了，那时你再怎么注意都会没有用了。要想预防妊娠纹，只有在孕早期或者准备怀孕时就开始用各种方法增加腹部的皮肤弹性，才可以真正有效地让你远离那些小纹纹，也就是那句古话要"防患于未然"。我就是因为预防工作做得比较早，所以最后我果真没有长妈妈肚子上的那些妊娠纹。所以，孕妈妈们从现在开始就要准备做好预防工作了哦！

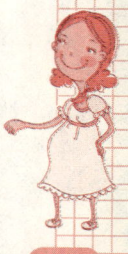

下面我就把我的一些"除纹法宝"写出来，和众姐妹们分享一下。

在怀孕之前就应当进行适当的锻炼，增加皮肤对牵拉的抗力。对局部皮肤使用祛纹油进行适当的按摩，促进局部血液循环，增加皮下弹力纤维的弹性。怀孕中要避免体重增加过快或过多，体重的总增长应控制在12千克左

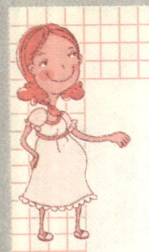

右。如能坚持孕期适宜的皮肤护理，分娩后就比较容易恢复原有的美丽容颜和健美体形。

☕ 严格控制体重

在怀孕期间，因为考虑到要给胎儿输送足够的养分，孕妈妈们都会嘴馋，造成了自身体重的增加。其实，体重增加就是促成妊娠纹生长的危险信号之一。一般说来，孕妈妈从怀孕到分娩，体重增加12.5千克是最理想的，而且体重的增加应该是渐进式的。但是现实中，由于大家都重视孕妈妈的营养摄取，导致体重超标的孕妈妈满街都是。过多脂肪的摄取，不但会囤积在体内，造成产后瘦身的困难，也会在短时间内生出妊娠纹来！所以，孕妈妈们吃东西时要注意适可而止，哪怕是水果也一样。控制体重可以有效避免脂肪堆积造成的妊娠纹生成。

☕ 均衡摄取营养

在怀孕期间，应摄取均衡的营养，要避免摄取过多的甜食及油炸食品，一旦摄取过量，就会转变成油脂或脂肪，导致体重增长过多。由于胶原纤维本身是蛋白质构成的，所以可以多摄取含丰富蛋白质的食物。多吃富含蛋白质、维生素的食物，可以改善皮肤的肤质，增加皮肤的弹性，减少妊娠纹的生成。

☕ 适度的按摩

每天至少3次，给腹部作按摩。按摩前涂上孕妇专用的按摩油，可以是从专卖店买的，也可以自己调。自己调就是用婴儿润肤油加上维生素E就可以了，每次不要调太多，1周的量就好。这款DIY的油很好用，而且经济实惠，一般1天的量里面放1粒维生素E就可以了。

按摩这事情，你可千万不能偷懒。俗话说"没有丑女人，只有懒女人"，这话一点没错。孕妈妈的美丽就更加重要了，如果你不希望自己宝宝的降临给你带来一个大花肚皮，那么你就不许偷懒。每天早中晚各按摩一次，每次10分钟，肚子、大腿、臀部，一个地方都不能落下。这些地方到怀孕后期都会无限长大，所以现在就要加油按摩哦。

做"肚皮膜"

每周做一次"肚皮膜"。这个膜也是自制的,绝对绿色健康。方法是在碗中倒上一些橄榄油,然后倒入面粉,弄均匀就可以了。洗澡前十分钟涂在需要的地方,等洗澡时冲掉即可。现在我们感觉不到,到了怀孕后期,我每次做肚皮膜的时候,宝宝都很配合,我摸哪他动哪,可有意思了。

 使用托腹带及合身文胸

怀孕到4个月时,胎儿的体重开始稳定地增加,建议孕妈妈们此时要开始使用托腹带。因为托腹带除了可以减轻孕妈妈腹部和腰部的重力负担外,也可减缓皮肤向外、向下过度延展拉扯,有效避免妊娠纹的生成。

此外,还要注意的是,怀孕时由于受到荷尔蒙的作用,胸部也会跟着长大,使用尺寸符合、支撑力够的孕妇内衣,这样可以减少胸部下垂所造成的皮肤拉扯,以避免胸部、腋下妊娠纹的产生。

好了,从现在开始,孕妈妈们就一起来给我们的肚子做做保养吧!

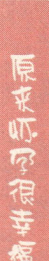

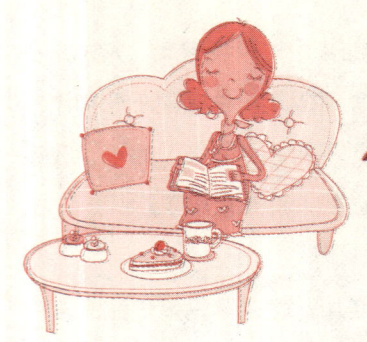
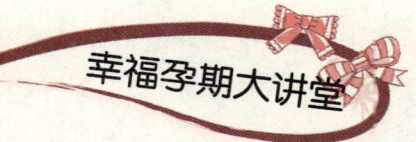

幸福孕期大讲堂

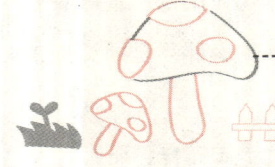

孕妈妈不宜一味贪"酸"

妇女怀孕后，胎盘分泌的某些物质有抑制胃酸分泌的作用，能使胃酸显著减少，消化酶活性降低，并会影响胃肠的消化吸收功能，从而使孕妇产生恶心欲呕、食欲下降、肢软乏力等症状。由于酸味能刺激胃分泌胃液，有利于食物的消化与吸收，所以多数孕妇都爱吃酸味食物。那么，怎么吃酸才健康？如何健康吃酸味食物呢？孕妇食酸应讲究科学。

从营养角度来看，一般怀孕2~3个月后，胎儿骨骼开始形成。构成骨骼的主要成分是钙，但是要使游离钙形成钙盐在骨骼中沉积下来，必须有酸性物质参加。此外，孕妇多吃酸性食物有利于铁的吸收，促进血红蛋白的生成。维生素C也是孕妇和胎儿所必需的营养物质，对胎儿形成细胞基质、结缔组织的产生、心血管的生长发育、造血系统的健全都有着重要的作用，维生素C还可增强母体的抵抗力，促进孕妇对铁质的吸收作用，而富含维生素C的食物大多数呈酸性。因此，孕妇吃些酸性食物可以为自身和胎儿提供较多的维生素C。

然而，孕妇食酸应讲究科学。人工腌制的酸菜、醋制品虽然有一定的酸味，但维生素、蛋白质、矿物质、糖分等多种营养几乎丧失殆尽，而且腌菜中的致癌物质亚硝酸盐含量较高，过多食用显然对母体、胎儿健康无益。所以，喜吃酸食的孕妇，最好选择既有酸味又营养丰富的西红柿、樱桃、杨梅、石榴、橘子、酸枣、葡萄、青苹果等新鲜水果，这样既能改善胃肠道不适症状，也可增进食欲，加强营养，有利于胎儿的生长，一举多得。

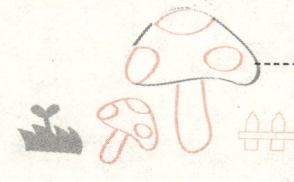

孕期六大饮食禁忌

怀孕了，孕妈妈在各方面都要注意一些，当然饮食也应格外讲究一些，那么到底哪些该吃哪些不该吃呢？心里一定要有个谱。下面就说说怀孕期间的"六吃六不吃"原则，给大家做个参考。"六吃"是说这些食物要尽量多吃；"六不吃"是指对这些食物要尽量避免，如果只是偶尔接触，孕妈妈也不必过于担心。

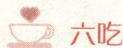 **六吃**

1. 全麦制品，包括麦片粥、全麦饼干、全麦面包等。特别是北方的孕妇，把早餐的烧饼、油条换成麦片粥很有必要，虽然多少会有些不习惯。麦片可以使孕妈妈保持较充沛的精力，还能降低体内胆固醇的水平。当然不要买那些口味香甜、精加工的麦片，天然的、没有任何糖类或其他添加成分在里面的麦片最好。届时可以按照自己的喜好加一些花生米、葡萄干或是蜂蜜。全麦饼干类的小零食，细细咀嚼能够非常有效地缓解孕吐反应；全麦面包可以提供丰富的铁和锌。

2. 奶、豆制品。孕妇每天应该摄取大约1 000毫克的钙，只要3杯脱脂牛

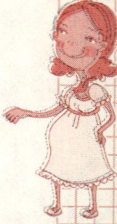

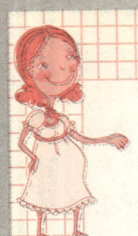

奶就可以满足这种需求。酸奶也富含钙，还有蛋白质，有助于胃肠道健康。有些孕妇有素食的习惯，为了获得足够的蛋白质，就只能从豆制品获得孕期所需的营养。

3.水果。水果种类很多，经济而又实惠的柑橘，尽管90%都是水分，但富含维生素C、叶酸和大量的纤维，可以帮助孕妇保持体力，防止因缺水造成的疲劳。香蕉能很快地提供能量，帮助孕妇克服疲劳。如果孕吐很严重，吃香蕉则较容易被胃所接受。

4.瘦肉。因为瘦肉富含铁，并且易于被人体吸收。怀孕时孕妇的血液总量会增加，为的是保证供给胎儿足够的营养，因此孕妇对铁的需要就会成倍地增加。如果体内储存的铁不足，孕妇会感到极易疲劳，通过饮食特别是瘦肉补充足够的铁就极为重要。

5.蔬菜。做西餐沙拉时不要忘记加入深颜色的莴苣，颜色深的蔬菜往往意味着维生素含量高。甘蓝是很好的钙来源，你可以随时在汤里或是饺子馅里加入这类新鲜的蔬菜。对于菠菜，曾有人认为其含有丰富的铁质，被当做孕期可预防贫血的蔬菜之一。但最近专家提出菠菜中含铁并不多，而含有大量影响锌、钙的吸收的草酸，所以不要多吃菠菜。花椰菜的好处却不少，富含钙和叶酸，有大量的纤维和抵抗疾病的抗氧化剂，还有助于其他绿色蔬菜中铁的吸收。

6.干果。花生之类的坚果，含有有益于心脏健康的不饱和脂肪。但是因为坚果的热量和脂肪含量比较高，因此每天应控制摄入量在30克左右。杏脯、干樱桃、酸角等干果，方便、味美又可以随身携带，可随时满足孕妇想吃甜食的欲望。

 六不吃

也就是我们习惯上所称的忌口。这不是迷信，在怀孕期孕妈妈确实要知道有些食物是不适宜食用的，因为有些自己平常喜欢吃的食物，在怀孕时期吃得太多就会对胎儿产生不利影响。

1.辛辣热性作料。辣椒、花椒、胡椒、小茴香、八角、桂皮、五香粉等容易消耗肠道水分而使胃肠分泌减少，造成胃痛、痔疮、便秘。便秘时孕妇用力屏气解便，使腹压增加，压迫子宫内的胎儿，易造成胎动不安、早产等不良后果。不少孕妈妈较喜欢吃酸山楂，但是山楂对子宫有兴奋作用，过量食用可使子宫收缩导致流产，所以要少吃。

2.有兴奋作用的饮食。含咖啡因的饮料和食品，被孕妇大量饮用后，会出现恶心、呕吐、头痛、心跳加快等症状。咖啡因还会通过胎盘进入胎儿体内，影响胎儿发育。茶叶含有较丰富的咖啡碱，饮茶将加剧孕妇的心跳速度，增加孕妇的心、肾负担，不利于胎儿的健康发育。

3.甜食。糖类等在人体内的代谢会消耗大量的钙，孕期钙的缺乏，会影响胎儿牙齿、骨骼的发育。过多食用巧克力也不好，这样会使孕妇产生饱腹感而影响食欲，结果身体胖了，而必需的营养素却缺乏了。

4.味精。味精是平时很普通的调味品，但是孕妇就要注意少吃或不吃。味精的主要成分是谷氨酸钠，血液中的锌与其结合后便从尿中排出，味精摄入过多会消耗大量的锌，不利于胎儿神经系统的发育。

5.人参、桂圆等补品。祖国医学认为孕妇多数阴血偏虚，食用人参会引起气盛阴耗，加重早孕反应、水肿和高血压等；桂圆辛温助阳，孕妇食用后易动血动胎，所以不宜食用。

6.含有添加剂的食品。罐头食品含有的添加剂，是导致畸胎和流产的危险因素，所以孕妈妈要远离罐头食品。油条在制作过程中添加的明矾是一种含铝的无机物，铝是一种低毒、非必需的微量元素，可通过胎盘侵入。如果孕妇常吃这种含铝的食品，对胎儿脑功能会有一定影响，会使胎儿大脑形成障碍，增加痴呆儿的发生概率。

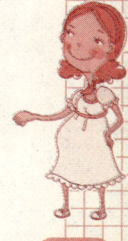

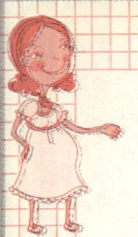

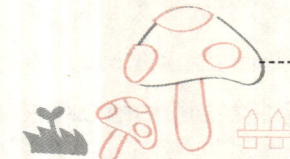

5款"害喜"妈妈营养美食

当"害喜"时，孕妈妈应尽量选择自己喜欢吃、易消化的食物。少食多餐，以清淡为主，避免闻到烹调食物的味道。鼓励自己每天至少吃200克以上的主食，以免发生酮症；吃些烤面包、烤馒头片等食物，有助于减少呕吐。

但应注意不要为了满足营养而过度强迫自己进食。如果完全不能进食，则必须补充一些水分，可食用果汁、水果、牛奶、菜汤等食品，既可补充水分，又能够补充因呕吐丢失的钾。

下面就介绍五款"害喜"妈妈的营养美食，保证让你吃得舒服又营养。

健胃胡萝卜汤

原料：猪肚1个，鸡腿肉200克，酸菜100克，胡萝卜50克，萝卜叶、葱花、生姜末、花椒、精盐、鲜汤各适量。

做法：

1．将猪肚用盐水洗净，去除黏液后，再冲洗干净，切成小块，放入沸水锅内焯一下，捞出。

2．胡萝卜和鸡肉都切成丁，萝卜叶切碎，三者都用滚水烫一下；酸菜洗净沥干后切丝。

3．将猪肚、鸡肉、生姜末、葱花、花椒、鲜汤倒入锅内，用慢火煮30分钟，然后放入酸菜、精盐，用中火煮15分钟，最后放入切好的萝卜叶即可。

营养点评：味道清淡可口，略有酸菜味。猪肚和萝卜都有健脾的功效，准妈妈食用可增加食欲，促进消化。

 白瓜松子肉丁

原料：白瓜1个，瘦肉150克，松子50克，蒜蓉、生抽、白糖、水淀粉各适量。

做法：

1. 将白瓜洗净，去皮、去瓤，切成小粒；瘦肉洗净，切成小粒，加入少许生抽、水淀粉，略腌一会儿。

2. 锅置火上，倒入油烧热，放入白瓜粒煸炒，炒熟后盛起。

3. 重新起锅，待油微热时，放入蒜蓉爆香，下瘦肉粒炒熟，再将白瓜粒回锅，最后放入一点儿白糖和松子，翻炒均匀即可。

营养点评：白瓜含有蛋白纤维素和维生素，可以帮助消化；松子含蛋白质、脂肪和铁，有健脑通便的功效。准妈妈吃此菜，可润肺、益气，帮助消化。

 青柠饭

原料：泰国香米200克，青柠1个，精盐适量。

做法：

1. 将青柠的皮取下来，洗净、切末。

2. 将泰国香米淘洗干净，加入青柠皮末和水，一起煮15分钟。

3. 将煮熟的泰国香米做成饭团放到漂亮的餐盘中，放上几片青柠片作装饰即可。

营养点评：青柠含有丰富的维生素C，并有开胃理气的作用。青柠中柠檬酸的酸味更能刺激准妈妈的食欲。这款青柠饭适合孕早期食欲不振、喜欢吃酸味的准妈妈。

 菠萝鸡片

原料：鸡脯肉100克，糖水菠萝块70克，红辣椒50克，鸡蛋1个，水淀粉适量。

做法：

1．将鸡肉切成薄片，加少量盐腌渍片刻，拌上蛋清糊待用。

2．红辣椒洗净、切块。

3．鸡肉下锅滑炒后，放入红辣椒和菠萝块，用水淀粉勾芡，翻炒后装盘即可。

营养点评：这款菜鲜甜可口，并且带有一点辣味，可以刺激准妈妈的食欲，同时，此菜还具有清热止吐、消食利水的功能。

 赛香瓜

原料：大鸭梨2个，嫩黄瓜1根，山楂糕200克，白糖、香油适量。

做法：

1．将黄瓜洗净后，切成细丝，放在盘中；将山楂糕切成细丝，放在黄瓜丝上。

2．鸭梨洗净去皮，挖去内核后，切成细丝，放入盘中，与黄瓜丝、山楂糕丝轻轻拌均匀。

3．将白糖均匀地撒入盘中，再滴几滴香油，拌一下即可。

营养点评：此菜含有丰富的糖类、维生素C和多种有机酸、果胶和纤维素，而且色泽美观、香甜脆爽。

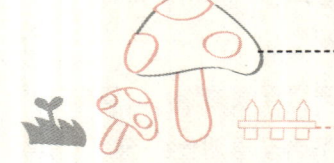

孕妇晚餐不宜多吃

有些孕妈妈白天忙忙碌碌，到了晚上则大吃特吃，这对健康也是不利的。

晚饭既是对下午劳动消耗的补充，又是对晚上及夜间休息时热量和营养物质需求的供应。但是，晚饭后人的活动毕竟有限，晚间人体对热量和营养物质的需求量并不大，特别是睡眠时，只要能提供较少的热量和营养物质，使身体维持基础代谢的需要就够了。所以，晚上饭菜不必吃得过于丰盛。如果晚饭吃得过饱，营养摄入过多，还会增加胃肠负担，特别是饭后不久就睡觉，人在睡眠时胃肠活动减弱，更不利于消化食物。

因此，孕妈妈晚餐宜少不宜多，并以稀软清淡为宜，这样有利于消化，也有利于睡眠，还可为胎儿正常发育提供条件。

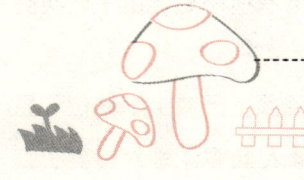

怀孕后还能再"恩爱"吗

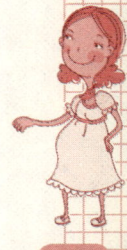

怀孕后还能过性生活吗？事实上，女性在怀孕期间的性欲会大大减弱，特别是在怀孕的头三四个月内，对任何性接触都表现出冷淡或强烈的反感。这是因为，怀孕带来的疲惫，使这期间的女性性欲低下，她们无法去顾及夫妻生活。

尽管有些孕妇性欲未减，但一到晚上，她们会感到特别劳累，以致对夫妻生活失去了足够的反应。为此丈夫对孕妇应有足够的理解，应采用各种各样的方式缓解妻子的疲劳感，如帮助妻子多干一些家务事，或陪妻子散散步。

同时，由于内分泌的改变，早孕反应的发生，使得妻子对夫妻生活没有多大兴趣，常常表现出厌倦或对丈夫不满意。因此，丈夫应了解这一情况，可以用其他方式交流夫妻感情。夫妇过夫妻生活应该相互体贴和谅解。如果男方不能做到这一点，就容易造成孕妇的不愉快和夫妻感情上的隔阂。在怀孕后是否还能过性生活的问题上，应首先考虑对自己将来的孩子是否有影响。

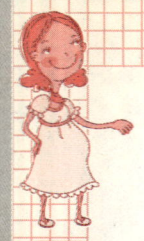

专家指出，一般怀孕的前3个月和产前的3个月是禁止性生活的，前3个月容易引起孕妇流产，而后3个月则常常导致孕妇早产，其余时间过夫妻生活对胎儿的影响不会太大。因此在时间上应该严格掌握，以免发生意外。

所以在此阶段，应尽量控制或禁止夫妻生活。但如果想要过性生活的话，需要注意以下几个方面：

1.注意局部卫生的同时，应剪指甲并把手洗干净。很多人在过夫妻生活时通常会注意关键部位的清洗，但却容易忽视手部卫生，而不清洁的手与性器官接触会导致细菌感染。因此性生活前要充分清洗手和指甲，并且要养成勤剪指甲的习惯。

2.前戏不要太激烈。尽量少刺激孕妇胸部，因为有些孕妇会由于乳头受过度刺激而引发腹部肿胀。

3.选择不压迫孕妇腹部的体位，丈夫的动作要温柔。严禁上下体位和屈曲体位，建议丈夫采取从背后抱住妻子的后侧卧位，尽量温柔地对待妻子，不要强烈刺激其子宫。

4.丈夫最好戴上安全套。精液中含有使子宫收缩的前列腺素，因此孕妇在过夫妻生活时宜让丈夫戴上安全套。

5.如孕妇有不适应感应中断性生活。如果孕妇感觉腹部肿胀或有疼痛感，应暂时中断性生活。

6.因个体差异，孕期是否宜同房一定要咨询医生。怀孕前3个月，怀孕后期，有流产史、早产先兆等情况的孕妇不可同房。

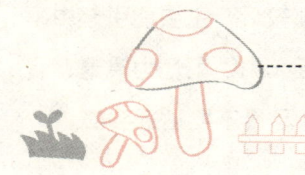

孕期如何远离辐射

在科技如此发达的时代，各种家电的发明，让人类的生活更便利，也更有效率，但是这些用品所产生的电磁波却可能对身体有害，尤其是孕妇，更要留意胎儿的安全，远离电磁波带来的伤害。

X线

孕妈妈过量接受X光照射，在怀孕的早期会导致胎儿严重畸形、流产及胎死宫内等。一般情况下，胸部或四肢照射X线对胎儿的影响相对较小。愈接近预产期，影响也越小。

微波炉

微波炉的电磁辐射强度是众多家电产品中最强的，它所产生的电磁辐射是其他家电的几倍。如果受到过量的微波炉电磁辐射，会产生头昏、睡眠障碍、记忆力减退、心动过缓、血压下降等现象。更重要的是，高强度的微波可致胎儿畸形、流产或死胎等严重后果。当然，虽然微波炉辐射大，但仍在可防的安全范围内。

建议：开启微波炉后立即退后1米左右，微波炉工作时，人不要与微波炉在同一个房间；微波炉停止工作一段时间后，再开启微波炉；经常用微波炉烹煮食物最好穿屏蔽围裙或防护衣。孕妇尽量不要接近微波炉，即使要接近，也不要站在旁边。在搬运时，注意不要磕碰微波炉，另外，定期清理微波炉也很重要。微波炉在使用六七年后最好淘汰更新。

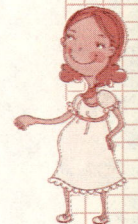

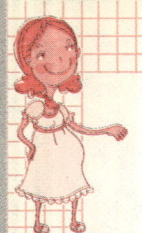

电吹风

说到家用电器的辐射,大家往往会忽略体积较小的电吹风,其实它是"辐射之王"。电吹风确实是高辐射的家用电器,特别是在开启和关闭时辐射最大,且功率越大辐射也越大。由于使用时离头部较近,主要能引起中枢神经和精神系统的功能障碍,主要表现为头晕、疲乏无力、记忆力衰退、食欲减退、失眠、健忘等亚健康症状。使用吹风机时,尽量不要贴近头部。

电脑显示器和主机

电脑显示器和主机是电脑辐射最大的两个部件,是孕妈妈们议论最多、重点防范最多的电器之一,基本上有点谈"脑"色变的味道了。电脑辐射对胎儿到底有多大的影响还没有定论,与电脑保持安全的距离、穿防辐射服、控制使用时间都是防辐射的方法。准妈妈在操作电脑时也不要离得太近,时间也不要太长,应该隔一段时间起来走动一下。

手机

手机虽然辐射不高,但是跟人的关系密切,是孕妈妈们不离手的常用设备,使用不当可能会产生不良后果。据医学专家介绍,手机辐射会引起头痛、头昏、失眠、多梦和脱发等症状。手机待机时辐射较小,通话时辐射大一些,而在手机已经拨出而尚未接通时,辐射最大,辐射量是待机时的3倍左右。此外,手机挂在胸前,会对心脏和内分泌系统产生一定影响,如果男性将手机经常挂在腰部或腹部旁,电磁波可能会影响其生育机能。

建议:手机信号刚接通时,处在最大输出功率状态,手机辐射最大,所以在接通瞬间应将手机远离头部。信号不好时,辐射也会增加。建议孕妈妈使用专用耳机和麦克风接听电话,尤其要避免把手机放在肚皮上,尽量让手机远离腰、腹部,也不要将手机放在裤袋、大衣口袋里,睡觉时更不要将手机放在枕边。

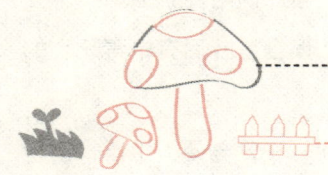

孕妇室内不宜养的花草

妇女怀孕后，不仅要考虑自身的健康，还要注意胎儿的健康，这就要求孕妇对平时不怎么注意的事情要加以注意，如家中所养的花草，气味芳香，赏心悦目，但是有些花草却会使人产生一些不适症状，尤其是孕妇，症状会更加明显、更加严重。因此，以下提到的这些刺激性的或是有毒的花草，尽量不要放在室内。

♨ 不宜长期放在室内的花卉

松柏类花木（包括玉丁香、接骨木等）的芳香气味对人体的肠胃有刺激作用，不仅影响食欲，而且会使孕妇感到心烦意乱、恶心呕吐、头晕目眩。

洋绣球花（包括五色梅、天竺葵等）所散发的微粒，如与人接触，会使人的皮肤过敏而引发瘙痒症。

夜来香（包括丁香类）在晚上会散发出大量刺激嗅觉的微粒，闻之过久，会使高血压和心脏病患者感到头晕目眩、郁闷不适，甚至病情加重。

玉丁香、月季花长期放在室内，散发出的气味，会引起一些人气喘烦闷。

紫荆花所散发出来的花粉，人与其接触过久，会诱发哮喘症或使咳嗽症状加重。

兰花、百合花的香气会令人过度兴奋而引起失眠。

因此，上述花卉不宜在室内放置过久。

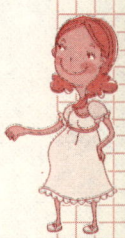

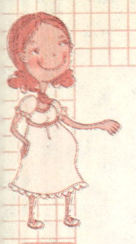

☕ 有毒的花卉

黄杜鹃的植株和花内均含有毒素，一旦误食，轻者会引起中毒，重者会引起休克，严重危害身体健康。

郁金香，它的花朵含有一种毒碱，接触过久，会加快毛发脱落。

一品红全株有毒，白色汁液能刺激皮肤红肿，误食茎叶后有中毒死亡的危险；

夹竹桃可以分泌出一种乳白色液体，接触时间一长，会使人中毒，出现昏昏欲睡、智力下降等症状。

光棍树属多浆植物，其茎干折断后流出的白色汁液能使皮肤红肿，误入眼睛内能引起失明。

五色梅的花、叶有毒，误食会引起腹泻发烧。

水仙鳞茎误食会引起肠炎、呕吐，叶和花的汁液能使皮肤红肿。

石蒜鳞茎含有石蒜碱等有毒物质，人的皮肤与石蒜碱接触后会引起红肿发痒，石蒜碱吸入呼吸道会引起鼻出血，误食会引起呕吐、腹泻、手脚发冷、休克，严重时可因中枢麻痹而死亡。

含羞草体内含有含羞草碱，过多地接触会引起人的毛发脱落、眉毛稀疏。

虎刺梅等茎中白色乳汁有毒，使人不能入眼。

万年青的花和叶含有草酸和天门冬素，误食后会引起口腔、咽喉、食道、肠胃肿痛，甚至伤害声带，使人变哑。

仙人掌类植物刺内含有毒汁，人体被刺后易引起皮肤红肿、疼痛、瘙痒等过敏症状。

因此，孕妇在家中或者办公室中应该选择合适的植物，以免对孕妇及胎儿造成不良的影响。

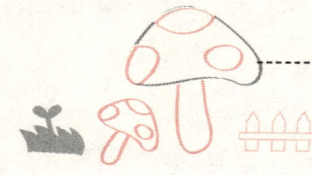

孕早期的家务与运动

事实证明，怀孕以后做一些家务及适当的体育锻炼，对孕妇的心理和生理上都有较大的好处。

 家务劳动

孕妇可以掌握一定的尺度，在不疲劳的前提下做一些家务。如做饭、收拾屋子、扫地等。适当的体力劳动要掌握在不累、不搬重东西、震动较小、不压迫腹部的范围里。这样，不仅能得到适当的锻炼，而且可以调剂生活。

 运动

体育运动能改善人们的心肺功能以及肌肉和骨骼的机能，并能使人心情愉快。孕早期进行体育锻炼，还能缓解怀孕以后出现的呼吸困难，下肢水肿，腰腿疼痛和便秘等症状，有利于胎儿的生长。

但是，同家务劳动一样，孕妇的体育锻炼应该以轻松、缓慢的方式进行。尤其对于有流产危险的孕早期妇女来说，更应该掌握合适的运动量。

 可以作的运动

游泳、瑜伽、健身操、爬楼梯等一些有节奏性的有氧运动可以平均每天定时作一两项。日常的家务比如擦桌子、扫地、洗衣服、买菜、做饭都可以，但如果反应严重，呕吐频繁，就要适当减少家务劳动。

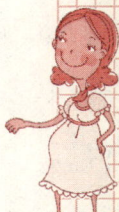

孕早期要避免的运动

不论是做家务还是运动，准妈妈都应该以轻松、缓慢的方式进行，激烈地运动要尽量避免，如跳跃、扭曲、快速旋转等。这个阶段应该注意不要

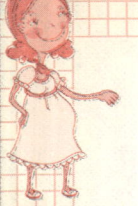

骑自行车，骑自行车时腿部用力的动作过大，会引起流产。晾衣服时，因为是向上伸腰的动作，肚子要用很大的力气，长时间这样做也有可能会引起流产。同时这个阶段要减少夫妻性生活的次数，对于那些有流产史或早孕期间有先兆流产迹象的孕妇，应避免夫妻性生活。这是因为由于外力的撞击，会引起子宫的收缩，从而引起流产。

 特别注意

有心脏病、糖尿病、高度贫血等综合症的准妈妈，子宫颈部异常或有颈管无力症的准妈妈，胎盘前置或者羊水过多的准妈妈，子宫内胎儿因某种原因发育迟缓的准妈妈，应当在医生的指导下运动。

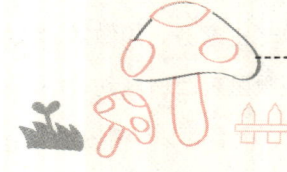

怀孕时绝对不能用的5种化妆品

 1.祛斑霜

据中国消费者协会对北京、深圳两城市美容祛斑产品的抽样调查检测中发现，全部样品中汞含量严重超标，其中有60%的样品汞含量超标千克以上。

汞是对人体健康有危害的一种重金属。这些产品的美白祛斑效果都是暂时的，一停用该化妆品，斑又会反复，且对皮肤的伤害也大长期使用含汞化妆品对人体的神经、消化道、泌尿系统等也有严重危害。

当女性怀孕时，由于体内激素和内分泌的变化，也会使脸上斑点的色素加深或长出斑点，但是建议各位孕妈妈在此期间还是不要用祛斑产品为好。等生完孩子，体内激素分泌正常以后再用也不迟。而且选用祛斑产品一定要看好包装上是否注明特殊用途化妆品卫生批准文号，这是国家为了保护消费者的身体健康而对化妆品的生产商采取的管理措施。凡是在商品名称中冠以"祛斑"字样，或在说明书中表明有祛斑功能，而未标注此文号的祛斑化妆品，基本可以认为是不合格产品。

2.染发剂

据国外医学专家调查，染发剂不仅会引起皮肤癌，而且还会引起乳腺癌，导致胎儿畸形。

一位长期在理发店里工作的女性多次习惯性流产。查明原因后，发现是染发剂惹的祸。所以，为了宝宝健康，孕妈妈不宜使用染发剂。

3.香水

人工麝香作为高级香料麝香的替代品在化妆品和香水中广泛使用。由日本几所高校研究人员组成的研究小组宣布，他们首次在母乳和脂肪组织中检测出人工麝香残留。人工麝香有扰乱内分泌和影响生物荷尔蒙正常发挥作用等副作用。研究人员说，胎儿和婴儿易受化学物质的影响，从而引发各类疾病，所以妊娠期和给婴儿哺乳的女性应慎用相关产品。

4.冷烫精

据法国医学专家多年研究得知，妇女怀孕后，不但头发非常脆弱，而且极易脱落。若是再用化学冷烫精烫发，更会加剧头发脱落。

此外，化学冷烫精还会影响孕妈妈体内胎儿的正常生长发育，少数妇女还会对其产生过敏反应。因此，孕妈妈也不宜使用化学冷烫精。

5.口红

口红是由各种油脂、蜡质、颜料和香料等成分组成的，其中油脂通常采用羊毛脂。羊毛脂除了会吸附空气中各种对人体有害的重金属微量元素外，还可能吸附大肠杆菌进入胎儿体内，而且还有一定的渗透性。孕妈妈涂抹口红以后，空气中的一些有害物质就容易被吸附在嘴唇上，并随着唾液侵入体内，使孕妈妈腹中的胎儿受害。鉴于此，孕妈妈最好不要涂口红，尤其是不要长期涂口红。

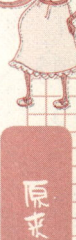

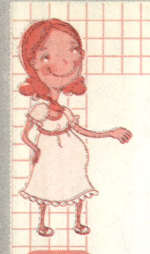

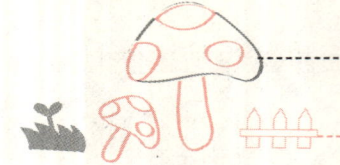

用清凉油提神，万万不可取

有些孕妈妈喜欢涂清凉油提神，这是一种非常不好的习惯。因为清凉油中所含的成分，比如樟脑、薄荷、桉叶油等都可以经皮肤吸收，并且还可以通过胎盘进入到胎宝宝的体内，以至于影响其生长发育。樟脑还可能会引起胎宝宝畸形、死胎或者流产。所以，孕妈妈感到疲劳的时候，可以稍作休息，千万不要用清凉油来提神，不应过度刺激神经，否则会影响正常的调节功能。

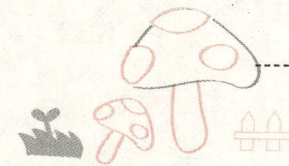

孕妈妈应避免戴隐形眼镜

戴隐形眼镜本来就有副作用，比如磨薄眼角膜、容易感染结膜炎或者角膜炎等。但是，为了漂亮，许多人，尤其是作为孕妈妈的女人，还是依然选择戴隐形眼镜。

其实，这样做是不可取的。

因为孕妈妈的角膜含水量比一般人高，如果戴隐形眼镜，容易因缺氧而导致角膜水肿，患角膜炎、角膜溃疡，甚至引发失明这一灾难性后果。

同时，孕妈妈的角膜曲度会随着孕周期及其体质发生变化，使眼睛的近视程度增加或者减轻。

如果戴隐形眼镜，还容易因不适而损伤眼球新生血管，甚至剥落角膜上皮。

此外，隐形眼镜的清洁度、卫生度很难把握，如果一旦出现问题，很容易感染眼睛，出现角膜炎、角膜溃疡，甚至失明等情况。

所以，为了自身健康，孕妈妈还是选择戴框架眼镜吧！

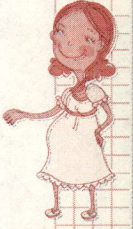

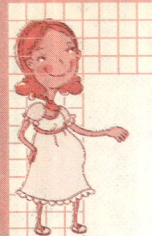

本月胎儿的雏形已经具备。第三个月末已经不能称为"胎芽"，而是真正的"胎儿"了。以前胎儿会通过皮肤吸收氧气和营养，现在则经由胎盘上的脐带，自母体获得丰富的养分。这个时期，身体每天成长约1厘米左右。

到本月末，胎宝宝身长增长到10厘米，体重增加到40克，整个身体中头显得格外大，几乎占据了身长的大部分；面颊、下颌、眼睑及耳廓已发育成形，颜面更像人脸。尾巴完全消失，眼睛及手指、脚趾都清晰可辨。外生殖器分化完毕，可辨认出胎宝宝的性别。胎宝宝的四肢在羊水中已能自由活动，不仅会转动头部，也会改变身体的方向或姿势。

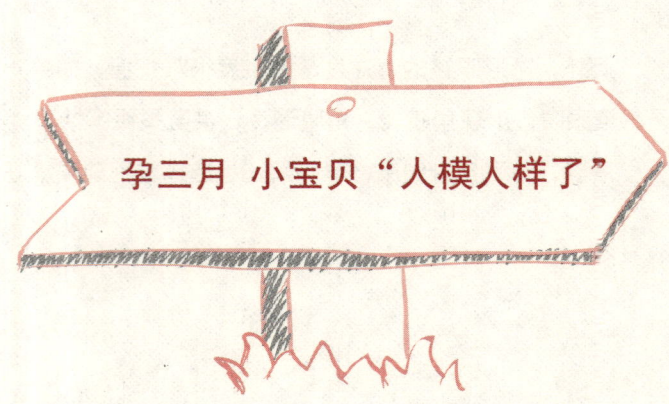

孕三月 小宝贝"人模人样了"

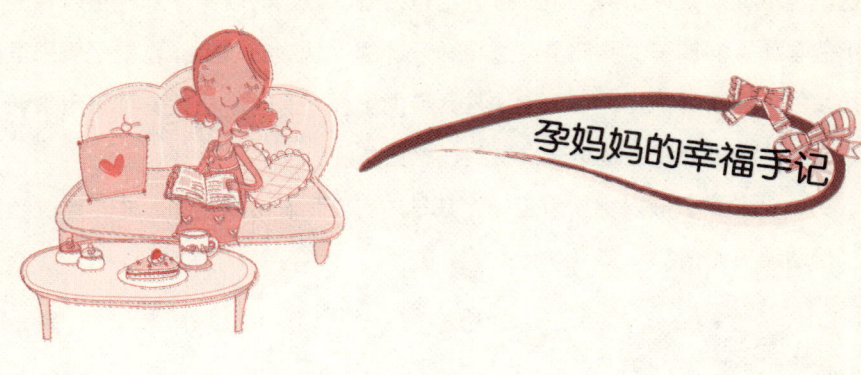

孕妈妈的幸福手记

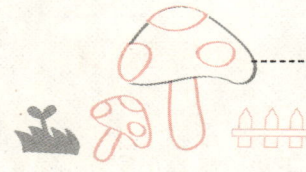

购买孕妇装

时间过得很快，一转眼，我们的宝贝已经两个多月了。这时我感觉自己的腰围已经变得粗些了，看来宝宝在长大啊！

听那些生过宝宝的大姐们说，从这个月开始，孕妈妈的腰部就会进入疯长阶段了。在接下来的一个月中，腰围的增长是最迅速的，原来的裤子可能上个星期还可以穿，这一周就会觉得有点不舒服了。于是，我和老公就准备去买两件宽松点的孕妇装。

其实，我对孕妇装是抱有不太喜欢的态度的，因为一旦穿上那种衣服，人家就会一眼看出你是个孕妇，感觉有点不好意思。不过，现在回头想想，那时的自己真是有点可笑。可能是比较年轻，还有点害羞的缘故吧。当我们走进商场专卖孕妇装的柜台时，我眼前顿时一亮，原来孕妇装还可以这么漂亮啊，让我非常喜欢。我们发现无论内衣、外衣均有适宜各个孕周的。

不过在此需要提醒孕妈妈的是，在购买孕妇装时，完全不必按着孕周去买，那样到最后你会发现自己多买了好多衣服，而且过后穿不了；完全是种

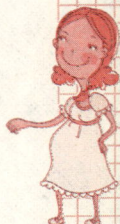

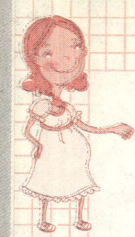

浪费。当然，如果你家经济条件很好倒也无妨。我当时就买了那种可以调节大小的孕妇裤。裤子的腰部是经过特殊设计的：从腹部以上，也就是腰那里是松紧的，没有裤襻儿，在一大块松紧带的里面，有个小机关，可以用来调整腰围。这种设计我还是第一次看到，感觉真好。

另外，孕妇装应以棉质为主，尤其是内衣。色彩可以艳丽一些，这样还可以帮助调节心情。

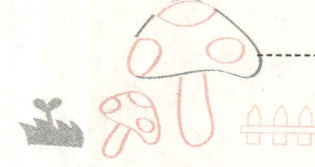

孕期睡姿要调整

进入了第11周，我发现小肚子开始凸出来了，那种孕妇感觉变得更加明显了。整个怀孕的过程中，我觉得要做妈妈的那种幸福感是一点点在升温的，越到后边，幸福指数就越高。

我的弟妹比我早怀3个多月，我记得当时她11周的时候，小肚子上出现了条浅浅的妊娠线，可是我为什么到现在却没长这条线呢？怎么回事呢？心里不禁直打鼓。后来问了医生，医生说妊娠线并不是每个人都会长的，不长也正常，说明不了什么问题。我的心这才完全踏实下来。

接下来要说说更重要的事情，那就是孕期的睡姿问题。平时我最喜欢采取右侧卧位睡，因为都说人的心脏在左边，右侧卧位睡法就不会压到心脏。可是医生却跟我说，一旦怀了孕，就要改变这种睡姿，应该采取左侧卧位了。对此我查了很多资料，资料上是这样显示的："因为左侧卧位可以减轻增大的妊娠子宫对孕妇主动脉及髂动脉的压迫，可以维持正常子宫动脉的血流量，保证胎盘的血液供给，给胎儿提供生长发育所需的营养物质。"这句话很专业，我解释一下，就是说我们肚子里的小宝宝是靠妈妈的胎盘来获取营养物质和氧气的,所以保证充足的血流量特别重要。再说得简单一点,如果睡觉的姿势不好,子宫渐渐长大压迫了主要的血管,那样你的孩子就会吃不饱了。

知道这点后,我就开始尝试左侧卧位睡。由于以前没有这么睡过,所以开始时很别扭,总是忘了,一不小心就朝右侧睡了。当然也不是让你一夜都必须朝左边睡,可以调整姿势,但是主要姿势应该朝左。而且现在刚11周问题还不大,因为子宫还很小。我们现在主要是养成好习惯,那样到了孕晚期的时候,睡觉的姿势就能习惯成自然了。

其实我自己的经验就是睡觉的时候多注意一下,夜里醒来时如果发现自己没有朝左睡,就要有意识地向左侧翻身睡,时间长了你就会发现,左侧睡觉好像真的很舒服。等有了胎动的时候,你也会发现,胎宝宝也比较喜欢这个姿势。

好了,亲爱的孕妈妈们,从今天晚上开始,就让我们调整睡姿,养成新的睡姿习惯吧!相信,为了宝宝的健康,你一定能够很快适应的!

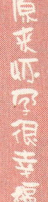

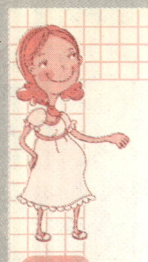

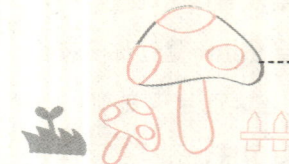

第一次听到宝宝的心跳，很激动

一般来说，在发现自己怀孕后，如果没有什么不适，就可以在怀孕12周左右去医院进行第一次的孕期检查了。下面说说我第一次去检查的情景吧。

那天，是老公陪我一起去的医院。到了医院，看到妇产科里还有人在排队。然后，我们就坐下来等着医生叫。不过很快就轮到我了。我把怀孕的情况说给了医生听。医生就问了一些问题，比如最后一次月经的时间、月经周期、停经后的情况（有没有腹痛、阴道出血、妊娠反应等），还问了以前是否怀孕过，有没有流产史等。我都一一作了答复。之后，医生就让我在一张检查的小床上躺了下来，让我把肚皮露出来，随后她就在我的肚皮上抹了些凉凉的检查液，说要用那个多普勒超声波仪听听孩子的心跳如何。我当时感觉好紧张，好像哪都不敢动，医生感觉到了我的不适，一再地提醒我要深呼吸、放轻松，可是我却做不到。

医生拿那个仪器在我的肚皮上摸索了一小下，忽然，我听到似乎一辆火车从远处开来的声音，"咚咔！咚咔！咚咔！咚咔……"声音由远及近，清脆有力。我问医生："什么声音？"医生笑着说："这就是孩子的心跳声啊，你看你家宝宝还挺调皮，检查还跟我们捉迷藏。不错，胎心挺正常，别看你瘦，宝宝很健康，你听心跳多有力啊！"

什么，这是孩子的心跳声？我真的没想到。这么几十天的宝宝就可以听到心跳了，而且跳得那么快，真的像火车开过来一样。我着急地说："医生，别停，让我再听一下！医生，孩子是不是不健康，怎么跳得这么快？"

医生回答："孩子的心跳就是会很快，非常正常！通常，胎儿的心跳速度比你的要快一倍。"你可能会很惊讶，听到的心跳声是那么强而有力，其实，这只是仪器将胎儿的心跳声放大，以便让你听得更清楚一点而已。

然后，我就顺便做了第一次B超。做完B超，我把B超单子拿给医生看，医生说："从B超影像上看，你的子宫正常，宝宝也非常健康。"后来医生又跟我说了一些叮嘱的话，我们就离开了医院。在回家的路上，我跟老公兴奋地讲着怎么怎么做的，还把听到心跳声告诉了他，他说下次他也要听听。我就拿着那张B超单子仔细地查看，说："宝宝到底你在哪里啊，我怎么找不到呢？"老公说："你哪看得懂啊，这只有医生才能看懂啦！"不过我仍是看了很多遍。

从那以后我深刻地体会到我要当妈妈了，有个坚强且脆弱的小生命陪伴着我！第一次感觉到那是一份沉重的责任！不过，我很开心，很幸福！真的！从未有过的幸福感！现在我唯一想做的就是照顾好自己，让宝贝平平安安、健健康康地出生！

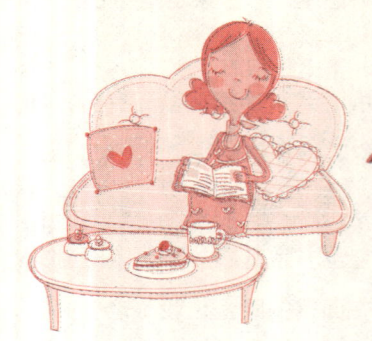
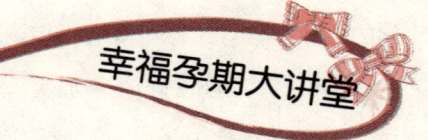

幸福孕期大讲堂

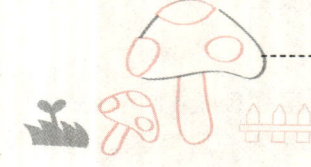

饮食助孕"锌"动力

对于人体来说，微量元素有着非常重要的作用，它们都应在人体中有一定的含量，过多或过少都会引起病症。近年来，微量元素和人体健康的关系越来越引起人们的重视。

人体生长发育和维持正常生命活动所需要的微量元素有很多，可是直接和受孕有关的则是锌。

锌对人体的生理作用是相当重要的。首先，锌是人体内一系列生物化学反应所必需的多种酶的重要组成部分，对人体内的新陈代谢活动有着非常大的影响。缺锌会导致味觉和食欲下降，减少营养物质的摄入，进而影响生长发育。近年来发现，锌还具有影响垂体促性腺激素分泌，促进性腺发育和维持性腺正常机能的作用。所以，缺锌不仅可以使人体生长发育迟缓，使人身材矮小，而且还会导致女性乳房不发育，没有月经，男性精液中精子的数量减少，甚至没有精子。可见，缺锌也是导致男性不育和女性不孕的一个原因。

实践证明，经常多吃一些含锌丰富的食物，不但能让矮个子长高，瘦的人体重增加，而且还能通过性激素分泌的增加，促进第二性症的发育，使精子数量增多或促进排卵，从而增加受孕的机会。

怀孕后也要注意及时补锌

怀孕期间，孕妇对各种矿物质、微量元素的需求量增多，其中，对锌的需求也在增加，如果不能摄入足够的锌，可导致胎儿脑细胞分化异常，脑细胞总数减少；新生儿出生体重低下，甚至出现发育畸形。同时，血锌水平还可影响到孕妇子宫的收缩。血锌水平正常，子宫收缩有力；反之，子宫收缩无力。所以，应当注意锌的补充，以保证胎儿的正常发育及孕妇的顺利分娩。

妇女妊娠后，为了防止畸形儿的产生，做到优生优育，应注意早期补锌。为此，在饮食上应当多食用一些含锌丰富的食品，比如鱼类、动物内脏、奶类、瘦肉、大豆及其制品、花生、小米、萝卜、坚果类、蛤蜊、蚌、牡蛎等；必要的时候还可以在专科医师的指导下酌情药补。另外，孕早期也应积极防治妊娠反应，防止偏、厌食，增加饮食量，以防摄锌不足，丢锌过多。

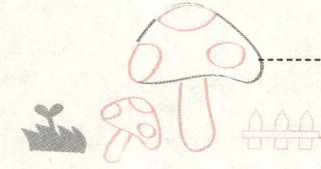

适量食用蜂蜜有好处

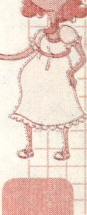

孕妈妈的膳食一定要保证营养均衡全面，粗细荤素搭配合理。日常饮食应该注意多样化，不可偏食，除了每餐摄取足量的蛋白质、脂肪、糖类、碳水化合物、矿物质、维生素以外，孕妈妈宜适量食用蜂蜜。

蜂蜜是天然的大脑滋补剂。因为在所有的天然食品中，大脑神经元所需

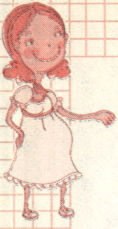

要的能量在蜂蜜中含量最高。蜂蜜中富含锌、镁等多种微量元素及多种维生素，是益脑增智、美发护肤的要素。

蜜蜂的食物是花粉。花粉是有花植物的雄性器官，即雄花花蕊中的生殖细胞，呈很小的粉末状。花粉是由将近100种物质组成的天然产物。由于蜜蜂所采的植物品种多，所以，蜜蜂酿出的蜂蜜具有高度的平衡营养和生物效应作用。故蜂蜜素有"长寿食品"之美称。

孕妈妈每天在上午、下午的饮水中各加入数滴蜂蜜，可以有效地预防妊娠高血压综合症、妊娠贫血、妊娠并发肝炎等疾病。同时，蜂蜜缓下通便，能有效地预防便秘及痔疮出血。

此外，孕妈妈睡前饮一杯蜂蜜水，有安神补脑、养血滋阴之功效，能够治疗多梦易醒、睡眠不安。

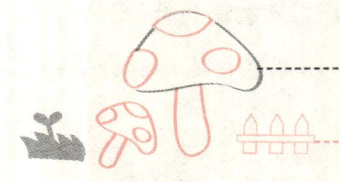

孕早期要谨防流产

 警惕：孕早期是流产高发期

刚刚植入子宫内膜的胚胎，与妈妈的连接还不是很稳定。一旦受到外界干扰，就有发生流产的可能。尤其当妈妈还不知道怀孕的时候，可能会作些剧烈的运动，或搬举较重的物品，或性生活等，都可能引起流产。

注意了这些人为因素，如果还是发生了流产，爸爸妈妈也不必感到内疚。因为在孕早期大约有15%～20%的孕卵会发生自然流产。这种自然流产大多不是人为因素造成的，而是胚胎本身的问题。所以，如果发生了不可逆转的流产，爸爸妈妈不要太难过，更不要相互指责，人类繁衍要遵循优胜劣汰的自然法则。

怎样减少流产的发生

1.发生流产后半年以内要避孕，待半年以后再次怀孕，可减少流产的发生。

2.要作遗传学检查，夫妇双方要同时接受染色体的检查。

3.作血型鉴定，包括Rh血型鉴定。

4.有子宫内口松弛的，可作内口缝扎术。

5.针对黄体功能不全治疗的药物，使用时间要超过上次流产的妊娠期限，如上次是在孕3月流产，则治疗时间不能少于从妊娠开始的3个月。

6.甲状腺功能低下，要等甲状腺功能恢复正常后再怀孕，孕期也要服用抗甲低的药物。

7.注意休息，避免房事（尤其是在上次流产的妊娠期内），情绪稳定，生活规律。

8.男方要作生殖系统的检查，有菌精症的要治疗彻底后再使妻子受孕。

9.避免接触有毒物质和放射性物质。

10.不要过度饮酒。偶尔的10～20毫升的酒精摄入不会给胎宝宝带来影响，但是大量饮酒只需一次就足以让你遗憾终生。

11.不要盲目减肥。很多孕妈妈对自己快速增长的体重不满意，采用控制饮食的方法快速减肥，目的是方便生产和产后恢复，但是这种盲目的减肥方式，会造成营养摄入不足，会使胎宝宝停止发育甚至流产。

12.不要做会压迫到腹部的动作，比如提重物、将物品高举或是弯腰、跪、蹲的工作，都尽量不要做。

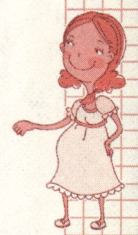

13.要避免过激运动，即使选择有救生员在旁的游泳活动，也要放慢速度。散步、简易的伸展操，都有助于胎儿的发育。

14.要穿着舒适的衣服。太紧的衣服、高跟鞋或易滑的鞋子都会产生压迫感，或是容易造成行动不便，所以孕期还是选择棉质、宽松适宜的服饰，且要注意下腹部的保暖。

15.拒绝咖啡。也许工作需要你用咖啡提神，也许只是迷恋咖啡的味道，但对咖啡的依赖也会加大流产、畸形儿的概率，因为咖啡因可导致DNA

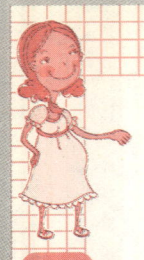

损害及染色体畸变。

16.避免生活不规律。生活不规律，睡眠时间过短，生物钟颠倒，将直接导致内分泌紊乱，造成孕妈妈身体虚弱，引发流产危险。

17.避免情绪紧张。情绪紧张有可能影响免疫系统，使内分泌功能失调，从而导致流产。

18.远离有害化妆品。指甲油以及洗甲水之类的化妆品往往含有一种名叫酞酸酯的物质。酞酸酯若长期被人体吸收，不仅对人的健康十分有害，而且最容易引起孕妈妈流产及生出畸形儿，尤其是男孩，更容易受"佐害"。

19.躲开噪音的侵害。噪音可影响孕妈妈中枢神经系统的机能活动，还会使胎心加快、胎动增加，对胎宝宝极为不利。高分贝噪音可损害胎宝宝的听觉器官，并使孕妈妈内分泌功能紊乱，诱发子宫收缩而引起早产、流产、新生儿体重减轻及先天性畸形。

 不幸中的幸运

自然流产是孕妇的不幸，但从某种意义上讲，自然流产是人类不断优化自身的一种方式，也是对孕育着的新生命进行自然选择。胎儿早期流产会减少畸形儿的出生。因此，在保胎前应尽可能查明原因，要有保胎的充分依据，不要盲目保胎。而对于有既往自然流产史或胎停育史的朋友，则最好去医院咨询医生，根据实际情况进行适当保胎治疗。

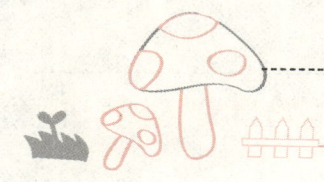

孕妈妈要注意防牙病

妊娠期间是牙病易发时期，孕妇怀孕期间内分泌改变及生活饮食习惯改变，容易患许多口腔及牙龈病变，此时不仅不易治疗，还会影响孕妇及胎儿的健康。所以，为了自己和宝宝的健康，孕妈妈们应注意保护牙齿，防治牙病。

♥ 孕妈妈口腔护理注意事项

1.怀孕期间各种潜伏的口腔疾病容易发生。因此打算怀孕的女性，应该在怀孕之前就进行全面的口腔检查，如有问题立刻解决，以消除所有口腔隐患，包括牙龈炎、牙周炎、未填充龋洞，以及需要拔除的阻生齿和残根残冠。

2.怀孕期间，由于女性体内激素分泌的异常，牙龈血管格外敏感，很容易发生牙龈红肿、出血等症状。为预防妊娠性牙龈炎，一般情况下使用适合的牙具以正确的方式每天有效刷牙两次，就能避免或减轻这种情况。产后恢复期也应注意口腔卫生。另外孕期和哺乳期，要特别注意补充有益牙齿和骨骼发育的钙质、维生素等其他营养素。

3.有口腔问题的孕妇应该抛弃顾虑，主动与牙科大夫联系，获取专业的帮助。妊娠期治疗牙病时间要科学，如治龋病和牙周炎的最佳时间是妊娠中期，即妊娠4~6个月时。

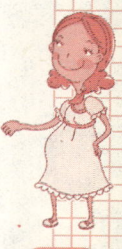

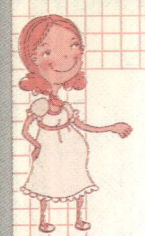

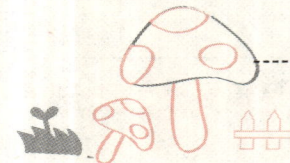

孕妈妈健康喝水有讲究

白开水对人体具有"内洗涤"的作用。如果在早饭之前30分钟喝一杯200毫升25℃~30℃的新鲜开水，可以温润胃肠，使消化液得到充分分泌，从而有促进食欲、刺激肠胃蠕动、有利定时排便、防止痔疮便秘的作用。而且在早晨空腹饮水，能够很快被胃肠吸收进入血液，使血液稀释，血管扩张，从而起到加快血液循环的作用。看来饮水真是大有好处的，但是孕期喝水不仅仅是"多喝"那么简单。喝什么水？怎么喝？什么时候喝？孕妈妈健康喝水是有讲究的。

这样喝水才健康

1.每天8杯水。一般孕妈妈每天可喝1~1.5升水，但不能超过2升，孕晚期以1升以内为宜。每作1个小时的轻微运动要多喝1杯水。

2.早晨一杯新鲜水。早饭前30分钟，以小口慢喝的方式喝200毫升25℃~30℃的新鲜开水，可以温润胃肠，刺激肠胃蠕动，有利定时排便，防止痔疮、便秘。

3.不渴也要常喝水。口渴说明体内水分已经失衡，体内细胞脱水已经到了一定的程度。孕妈妈喝水无须定时，次数不限。

4.反复煮沸或久沸的水不能喝。反复煮沸的水，水中的亚硝酸盐以及砷等有害物质的浓度相对增加。喝了久沸的开水以后，有可能会导致血液中的低铁血红蛋白转化成不能携带氧的高铁血红蛋白，从而导致中毒。

5.不能喝在热水瓶中贮存超过24小时的开水。

什么事情都不是绝对教条的，孕妈妈的饮水量还要根据自己活动量的大小、体重、季节、地理环境的变化等多种因素来酌情增减。

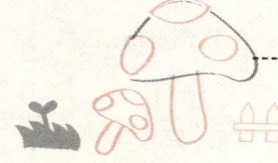

孕妇如何补充微量元素和各种营养

怀孕初期，孕妈妈们如何补充营养元素，让腹中的胎儿健康成长呢？

下面就给各位孕妈妈支两招，孕早期的膳食营养强调营养全面、合理搭配，避免营养不良或过剩。合理摄取营养的重要方法就是平衡膳食，既使摄入的能量适宜，又使营养素之间的比例恰当，同时供给含有各种维生素、微量元素及无机盐的食品。

摄入"完整食品"，确保无机盐和维生素

无机盐在人体内所占的比重虽小，却是必不可少的，对孕妈妈和胎儿来说，如果缺乏无机盐就会产生一系列疾病，甚至引起更严重的后果。

要确保摄入足够的无机盐和维生素，最好的方法就是生活中注意不偏食，孕妇尽可能以"完整食品"（指未经过细加工的或部分精制的食品）作为热能的主要来源，因为"完整食品"中含有人体所必需的各种微量元素，如铬、锰、锌及维生素B_1、维生素B_6、维生素E等。适量食用粗粮，包括玉米、紫米、高粱、燕麦、荞麦、麦麸以及黄豆、青豆、赤豆、绿豆、红薯，可以补充无机盐及维生素。

由于加工简单，粗粮中保存了许多细粮中没有的营养。比如，糖类含量比细粮要低，含膳食纤维较多，并且富含B族维生素，这些营养成分在精制加工过程中常常被损失掉，如果孕妇偏食精米、精面，则易患营养缺乏症。因此孕妇的膳食宜粗细搭配、荤素搭配，不要吃得过精，以免造成某些营养

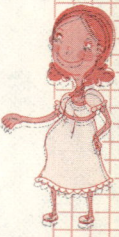

元素吸收不够。

 优质蛋白适当补

妊娠早期蛋白质摄入量应不低于未孕妇女的摄入量,优质蛋白应不低于蛋白质总摄入量的50%,方可满足孕妇的需要。优质蛋白质主要来源于动物性蛋白质,如蛋、肉、鱼、奶类及植物蛋白质大豆。其他蛋白质不是优质蛋白,在人体内的吸收利用率不如动物蛋白质高。因此,在补充蛋白质时,要将多种食物进行搭配,有效地补充蛋白质。

蛋白质与其他许多营养素一样,有一个最佳的补充量,孕期高蛋白饮食,可影响孕妇的食欲,增加胃肠道的负担,并影响其他营养物质的摄入,使饮食营养失去平衡。因此,对于蛋白质的摄入应持适量、适度的原则,切不可盲目多补、滥补。

 维生素不是越多越好

适当补充某些维生素会有利于胎宝宝的生长发育,但是切记不可想当然地滥补。维生素A摄入过量会给胎宝宝带来致畸危险;过量服用维生素D则可引起胎儿高钙血症;孕期过量服用维生素C会影响胚胎发育,影响胎宝宝的生殖细胞发育,长期过量服用还会使胎宝宝在出生后发生坏血症;长期过量服用叶酸会干扰孕妈妈的锌代谢,影响胎宝宝发育。

 切勿擅自补充各种元素

长期大量摄入鱼肝油和钙,会引起孕妈妈食欲减退、皮肤发痒、毛发脱落、感觉过敏、眼球突出及血中凝血酶原不足、维生素C代谢障碍等症状。同时,血中钙浓度过高,会出现肌肉软弱无力、呕吐和心律失常等,这些对胎宝宝的生长都是没有好处的。

锌的功能很多,但是过量补锌会干扰铜的利用,并造成铁的代谢不完全,还会造成肝中铁和铜的流失。

 补充在于"全"和"够"

1.各种微量营养元素的每天摄入量:孕妈妈每天约需蛋白质80~90克,其中动物性和豆类蛋白质应占40%~50%,特别是怀孕末期更需要丰富的优质蛋白质,以备产后有量多质好的母乳分泌。脂肪每天60~70克。摄入的钙不能多于2 000毫克，保持在1 000～1 200毫克。摄入的铁不能多于60毫克，保持在28毫克左右。摄入的锌不能多于35毫克，保持在20毫克左右。摄入的维生素C不能多于1 000毫克，保持在130毫克左右。

2.什么情况下考虑"药补"：只要在医生的建议下合理、正常饮食，一般不会营养不良，没有必要再额外地补充过量的营养片剂，毕竟食补的效果大大好于药补，而且没有其他副作用。如果孕妈妈胃口不好，妊娠反应强烈，或者出门在外，不方便进食，可以在医生的指导下服用营养片剂。

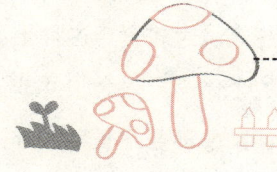

易导致胎儿畸形的食物要注意

怀孕期间，尤其是早期，胎儿的器官正处于生长成形阶段，如果稍不注意就会导致胎儿畸形，所以在日常的饮食中要谨防以下几类食物：

1.含有弓形虫的食物

几乎所有哺乳动物和禽类（如鼠类、猪、羊、牛、家兔和鸡、鸭、鹅等）都可以使人感染弓形虫。人类的传染源主要是这些动物的肉类，如火锅的烫涮时间过短、烧烤的温度不够，肉食的弓形虫没有杀死，就有传染的危险；生肉和熟食共用一个切菜砧板，生肉上的弓形虫就会污染熟食；污染的羊奶、牛奶也可以传染。我国人口的弓形虫感染率较低，可能与中国人熟食肉类的习惯有关，并非跟养宠物有关。

温馨提示：在怀孕早期急性感染弓形虫会导致胎儿脑积水、小头畸形、脑钙化、流产、死胎等，新生儿可有抽搐、脑瘫、视听障碍、智力障碍等，其死亡率达72%。所以孕妈妈一定要避开弓形虫。

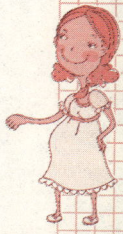

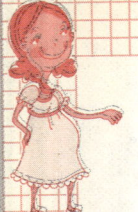

2.猪肝

孕妈妈应少吃猪肝。因为在给牲畜迅速催肥的现代饲料中，添加了过多的催肥剂，其中维生素A含量很高，致使它在动物肝脏中大量蓄积。如果孕妈妈过食猪肝，大量的维生素A便会很容易进入体内，对胎儿发育危害很大，甚至会致畸。

温馨提示：维生素A超量几乎对身体各个部分都会造成损害，包括眼睛、骨骼、血液、皮肤、中枢神经系统、肝脏、生殖和泌尿系统，可出现头昏、呕吐、头痛、皮肤受损、智力障碍和月经失调等现象，严重的甚至会失明或有生命危险。

3.久存的土豆

土豆中含有生物碱，存的越久的土豆生物碱含量越高。过多食用这种土豆，可影响胎儿正常发育，导致胎儿畸形。当然，人的个体差异很大，并非每个人食用后都会出现异常，但孕妇还是不吃为好，特别是不要吃长期贮存的土豆。

温馨提示：如果吃土豆时口中有点发麻的感觉，表明该土豆中还含有较多的龙葵素，应立即停止食用，以防中毒。

4.受污染食物

美国曾在越南战场上大量使用除草剂，致使不少孕妈妈生下畸形儿，表现为眼睑缺损、腭裂、骨化迟缓等。20世纪50年代初期，日本水俣市的水域中发生了异常变化：鱼类漂浮在海面上，鸟儿在飞翔中掉到海里，贝类腐烂，海藻枯死。更有甚者，猫儿发疯痉挛，犹如醉酒，步态蹒跚，最后跳河"自杀"。1959年才证明猫是吃了水俣湾的含汞鱼、贝引起的。与此同时，出现了与猫的症状类似的病人，特别是吃了被汞污染的鱼、贝等食物的孕妇，引起胎儿先天性汞中毒，出生后表现为发育不良，智力低下，有的还因脑损伤而致麻痹死亡。

温馨提示：孕妈妈缺乏无机盐或微量元素能致胎儿畸形，经常食用被污染的食物同样会引起胎儿畸形。被DDT、六六六等有机氯农药及有机汞农药西力生等蓄积性较强的农药污染的食物进入机体，毒物就会在孕妇体内蓄积，经血液循环进入胎盘导致胎儿中毒，从而引起流产、畸胎、死胎等。

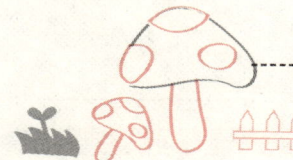

孕期感冒发烧怎么办

怀孕期间用药对胎儿来说并不是绝对安全的，包括一些中成药。所以，孕妈妈用药必须在医生的指导下进行。一般来说，医生在处理孕妇妈感冒是否用药时都有一个原则，那就是只有药物对母亲的益处多于对胎儿的危险时才考虑在孕期用药，如果有可能，在妊娠后的前三个月内都应避免服用任何药物。如果孕妈妈感冒了，应当分以下几种情况来对待：

1.怀孕期间要注意加强自身体质，预防感冒。如果不慎感冒就要尽快采取措施，防止疾病继续发展。若孕妈妈感冒是轻度的，只有打喷嚏、流鼻涕或轻度咳嗽等症状，并不发烧，或发烧时体温不超过38℃，那就可以不用服药，可以多喝一些白开水、热姜糖水等，适量吃些维生素C，充分休息，保证充足睡眠，还可以在医生的指导下服用一些不会对胎儿产生影响的药，一般都能很快自愈。

2.对于感冒较重者，除一般处理外，应尽快地控制体温，可用物理降温法。如果高烧达到39℃以上，且持续3天以上，可分两种情况来处理。第一种情况，如果受"感"的孕妈妈是处在排卵期以后2周内，用药可能对胎儿没有影响。第二种情况，如果受"感"的孕妈妈处在排卵期2周以上，这一时期，胎儿的中枢神经已开始发育，如果孕妈妈高烧39℃持续一天，可能会对胎儿造成影响；如果持续在3天以上，肯定会对胎儿造成影响；如果高烧40℃持续1天以上肯定会对胎儿造成影响。所以一旦高热，就一定要去医院检查，了解胎儿是否受影响，必要时应终止妊娠。感冒合并细菌感染

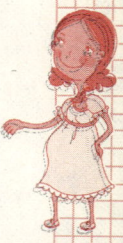

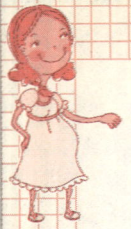

时，应加用抗生素治疗，不能随意自行用药，避免用对胎儿及孕妈妈有损害的药物。

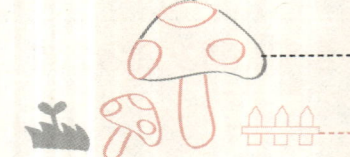

准妈妈感冒的食疗方法

俗语说得好，"常喝萝卜白菜汤，不用郎中开药方"，在感冒初期服用，效果很好，平时多食更有好处。孕妈妈是最害怕感冒的人群之一，感冒病毒在孕早期会对胚胎造成伤害，若再伴有高热，其危害更是令人担忧。更让孕妈妈难受的是，感冒后还不能随便吃药。下面就介绍几种治疗感冒的食疗小偏方：

萝卜和白菜

萝卜白菜汤：用白菜心250克，白萝卜60克，加水煎好后放红糖10~20克，吃菜饮汤。

菜根汤：白菜根3片，洗净切片，加大葱根7个，煎汤加白糖趁热服。

萝卜汤：白萝卜150克切片，加水900毫升，煎至600毫升，加白糖5克，趁热服一杯，半小时后再服一杯。

米醋萝卜菜：萝卜250克，米醋适量，萝卜洗净切片，用醋浸一小时，当菜下饭。

姜

橘皮姜片茶：橘皮生姜各10克，加水煎，饮时加红糖10~20克。

姜蒜茶：大蒜、生姜各15克，切片加水一碗，煎至半碗，饮时加红糖10~20克。

姜糖饮：生姜片15克，3厘米长的葱白3段，加水50克煮沸再加红糖。

这几种姜茶均需趁热服用,然后盖被,出微汗,最好能够睡上一觉,有助于降低体温,缓解头痛。

更多感冒食疗小方法

葱白粥:粳米50克,葱白2~3根,茎切段,白糖适量同煮成粥,热食。

葱豉汤:连须葱白30克,淡豆豉10克,生姜3片,加水500克煮沸,再加黄酒30克,热服,盖被出汗。

橘皮水:鲜橘皮30克(干橘皮15克)加水3杯,煎成2杯,加白糖,趁热饮。

香菜黄豆汤:香菜30克,黄豆50克,加水1 000毫升,煎至600毫升,食盐调味。

雪梨煲:雪梨洗净,连皮切碎,加冰糖,用砂煲或瓦煲隔水蒸。适用于风热咳嗽。

杭菊糖茶:杭白菊30克,白糖适量,加适量开水浸泡,代茶饮。

荸荠水:荸荠数个,冰糖适量,加水同煮,吃荸荠饮汤。

无论采取哪种方法,其要旨均在于多喝水,多排尿。这样,身体新陈代谢所产生的废物就可以及时排出体外,使身体经常处于一种"干净"的状态,有助于抵抗感冒病毒的侵袭,少得感冒,即使感冒了也容易痊愈。

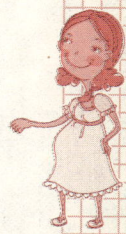

早孕反应太剧烈不宜保胎

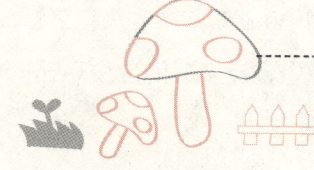

尽管早孕反应在清晨空腹时较重,但对生活工作影响不大,不需要特殊治疗,只要调节饮食,注意起居,在妊娠12周左右会自然消失。

但是,也有少数孕妇反应较重,发展为妊娠剧吐,呈持续性,无法进食或喝水。由于频繁剧吐，吐物除食物、黏液外，还可有胆汁和咖啡色渣样物（证明有胃黏膜出血），孕妇明显消瘦，尿少，此时应及早到医院检查。

如果出现血压降低、心率加快，伴有黄疸和体温上升，甚至出现脉细、嗜睡和昏迷等一系列危重症状，就不宜强求保胎，应及时住院终止妊娠。因为在这种情况下会出生体质不良的婴儿。若此时出现先兆流产的症状，则不宜保胎。

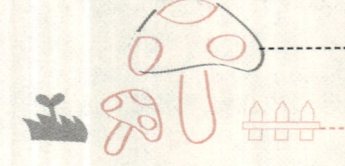

洗涤剂可致畸，使用时需谨慎

现在日常生活中，像肥皂、中性洗涤剂（洗衣用）、强碱洗涤剂（清洗家具和地板用）、酸性洗涤剂（刷洗瓷砖用）和合成洗涤剂（清洗蔬菜、水果用）等，因为具有清洁去污的功能，所以被广泛地使用。

可是经研究表明，孕妈妈如果长期使用或直接接触洗涤剂，洗涤剂就会从皮肤或者消化道进入人体，对健康造成一些不利的影响。其中有些洗涤剂还可能导致胎儿畸形。因此，孕妈妈在使用洗涤剂的时候，一定要小心谨慎，最好能够戴手套。洗涤剂的使用浓度也不要高于0.1％。在清洗蔬菜、水果的时候，也不要长时间地将其浸入洗涤剂溶液中，浸洗时间应少于5分钟。用洗涤剂洗完的蔬菜、水果，必须用清水漂洗干净。一般来说，蔬菜、水果应当冲洗3秒以上，而食品用具则应冲洗5秒以上。

在本月末时，胎宝宝身长约16厘米，体重约135克。此时胎宝宝大脑细胞的数量开始增加，大脑皮质结构已逐步定型。胎宝宝的头渐渐伸直，脸部已有了人的轮廓和外形，头发也开始长出；下颌骨、面颊骨、鼻梁骨等开始形成，耳廓伸长；20颗乳牙迅速增加，脊柱、肝、肾都已"进入角色"，眉心和眼睫毛也开始长出，面部和身体上也长出了纤细的绒毛，称为胎毛。

这个月的胎宝宝已能用胸部做呼吸动作。此时，虽然胎宝宝的眼睛仍然是闭着的，但视网膜已经能够感觉到光。胎宝宝的小耳朵也已经能听到子宫外的声音了，当听到巨大的声音时，他还会感到吃惊。

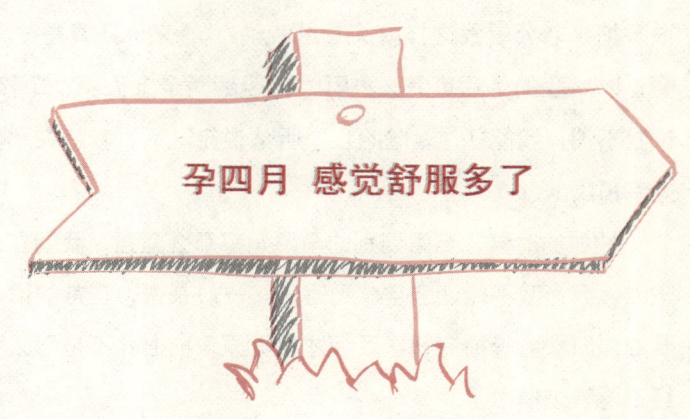

孕四月 感觉舒服多了

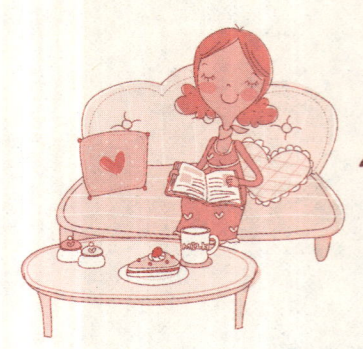

孕妈妈的幸福手记

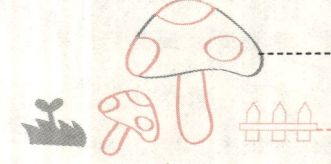

我变坚强啦

到了这个月去医院检查时，有一项让我很害怕，那就是抽血。因为我从小就怕打针、怕抽血，感觉好疼的。而且我上高中体检时，有次抽完血后竟然晕倒了，从那以后我对抽血就更加害怕了。刚开始去医院时，我仍然感觉很害怕，老公看我这样就笑着逗我说："看来你还真是一个没有长大的孩子啊，以后我的生活可怎么办啊，得照顾两个宝贝啊？"接着他又说道："不过我不怕，我能扛住，哈哈！"听他说完这话，我就在那偷笑个不停，感觉好幸福。

抽血的时候，当看到别的孕妈妈都那么坚强，我就在心里想我也必须得坚强，因为我不能让宝宝感到害怕。一般来说，正常的话，整个孕期至少需要抽血四次。等抽完一次后我才发觉原来抽血并不是那么可怕了，我现在已经不再害怕抽血了。

真的，此时你就会发现，自己真的变得坚强了，似乎什么都可以承受了。

我怀孕后第一次作血液检查是在第13周。我记得主要就是查查血型、肝功等。我当时觉得自己算是比较早检查的，可是后来听说我绝对属于"后知后觉"。因为这样基础的血液检查其实可以更早一点做，万一有问题，也好早作决定。当然，最晚不能超过第13周了。

如果血液检查有问题怎么办？我的原则是——但凡不正常就无条件听医生的，千万别随便信什么偏方。因为这个时候只能对，没机会让你试。

如果到了怀孕第13周，你还没有到医院去就诊、建立档案，可能就真的不是一个称职的孕妈妈了。

也许你会说，我们母亲那一代生孩子之前可能没有作过任何检查，稀里糊涂也就过来了。但要知道，那是条件不允许，如今的医学发展非常快，这是社会进步给咱普通人带来的福利，咱们为啥不享受呢？我怀孕那个时候在十几周时还不需要作B超检查呢，听说几年后的现在又增加新项目了，13周左右就会有一次B超NT检查。千万别疏忽这一次检查，这可是咱家孩子是否健康的试金石。

从这一周开始，我们每隔三周左右就要去医院作一次比较全面的检查。千万不要因为时间不够，就把那些看上去很普通似乎没什么意义的检查忽略，比如量个体重啦，测个血压啦，而这些检查中都可能发现问题的。

此外，每次检查完后，医生都会告诉你哪天再来作下次检查，所以记得最好早一点就预约上，省得下次来的时候还得再排大队了。

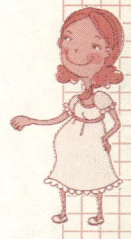

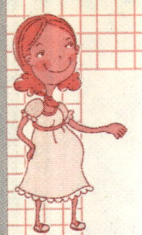

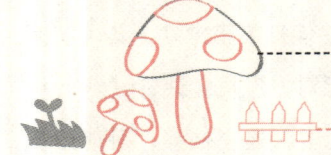

排队也同样有快乐

看到这个题目,你们会不会觉得纳闷,为啥排队还能感到快乐呢?下面就让我来给你们好好说说吧!

虽然说每次去检查之前都有提前预约,可是也会有很多其他孕妈妈也提前预约的情况。所以,去医院检查时同样也需要排队。整个孕期一共280天,至少要做10次检查。这时,你也不要着急心慌,那样对胎宝宝不会有任何好处。只有你快乐,他才会快乐。

我当时也有点觉得排队好麻烦,常常会感到焦躁不安,不知道做什么好。看看周围的人一个也不认识,而所有的丈夫们又被拒之门外,就会发愁这么长的等候时间无聊死了。可是后来我发现,排队时也可以找到快乐。一般来说,在医院产科门诊门口,会有两排长椅,孕妈妈们就是坐在长椅上排队等待的。一束温暖的阳光会透过走廊的窗户折射进来,照在每个孕妈妈那洋溢着幸福的脸庞上。

虽然我比较爱说,可是面对陌生人我还是不好意思轻易打招呼的。然而,每次等待时却总能碰到性格开朗的孕妈妈。记得有一次,正当我百无聊赖的时候,一位孕妈妈问我:"你怀的是男孩还是女孩啊?"我摇摇头说不知道。

她看着我说:"那你也没让老人帮你看看啊!"

我笑着说:"难道老人能看得出来吗?"

她说:"老人们都说了,尖肚子的是男孩,圆肚子的是女孩。

我说:"那我站起来你帮我看看吧!"

我将信将疑地站了起来,旁边的几个孕妈妈也立刻往这边凑。

我们挨个站起来看肚子,看走路姿势,判断肚子里的孩子是男孩还是女孩。

她接着说:"老人们还说皮肤越来越水灵的怀的就是女孩,皮肤越来越差的怀的就是男孩。"于是大家都互相看看对方的脸,一起说笑着。

其实大家心里都明白,这就是一个游戏,可是绝对津津有味,一直到医生叫我的名字了,我还意犹未尽呢!

并且,一般大家去过两三次后,有的人彼此就会认识了。然后就互相交流很多孕期的知识。由于大家怀孕的月份不同,有些孕妈妈的孕期比我的要长些,还有快生的了,在交流的过程中,她们会告诉你很多过来的经验,你会觉得很受用的。比如有一次几个孕妈妈在聊孕期买内衣的事情。本来觉得这个话题比较私密,我都不好意思开口,但是我很好奇,于是就支起耳朵在那听她们说。后来觉得听已经不过瘾了,爱说的我就禁不住也加入了讨论,大家聊得非常开心。

在选择内衣上,她们说内衣在整个孕期大概需要三次调整:第一次是在怀孕三个月左右。这个时候孕妈妈就会感觉到胸胀,过去的内衣不能继续使用了,需要到孕妇用品店中购买孕妈妈专用内衣。需要注意的是,因为这个内衣只能穿四个月左右就要淘汰了,所以不用非得买那种太贵的,只要合适并且是纯棉的就可以了。第二次调整是在孕晚期。这个时候乳房会突然增大,为即将哺乳作准备。所以我们上一次买的内衣就没法再穿了,需要再次购买。不过这次尽量买那种前面肩带可以解开的,便于将来哺乳。这次最好多买两件,因为到了孕后期时,孕妈妈出汗会比较多,而且可能会有乳汁溢出,所以几乎得天天洗。如果条件好的话,在孩子出生前还可以再购买哺乳期的专用内衣,当然也可以继续使用孕后期的文胸。

有些孕妈妈说,怀孕之后变得有些懒了,有的时候连内衣都不想穿,很多其他的孕妈妈就说可千万不要这样,因为那样将来等宝宝出生了,咱的身材就该变形了,到时你再后悔就来不及了哦!

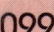

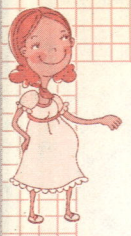

后来,渐渐地,我喜欢上了在长椅上排队等待的时光。有的时候不忙,还会专门早一点去,就是为了和孕妈妈们聊天,每次都会有好多收获,感觉好开心。

所以,当你检查前在门外排队等待时,也可以像我这样和孕妈妈们畅聊孕期知识,那样你不但能够找到快乐,而且还能收获很多哦!

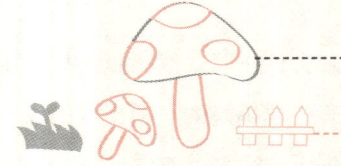

唐氏筛查,要做吗

记得到了第14周去医院作检查时,医生告诉我说该作个唐氏筛查了。我也不明白啥意思,就问了问医生,医生说是检查孩子是否有智力障碍,是否是先天愚型的,而且说只要抽血就行了。我一听这么简单就能检查出孩子是否有毛病,不得不为现代医疗技术的先进性而感到赞叹。

医生说是否要作这项检查自己决定。我当时问有没有啥危险,医生说没有。我想既然没有危险,而且还能检查出孩子是否有问题,为啥不作呢,然后我和老公商量了一下,就决定作了。

在抽血之前医生会先让你填一张单子,就是一份详细的个人资料,包括出生年月、末次月经时间、体重、是否有胰岛素依赖性糖尿病、是否吸烟、是否有异常妊娠史等。

抽完血后,我心里一直在想:"宝宝啊,你一定是健康的,对吧?"回到家后,我又查了查有关唐氏筛查的资料。这个检查主要是筛查"21—3体", 说简单点就是我们每个人都有46条染色体,也就是23对,只有它们排列正常时我们的身体才是健康的。所谓的"21—3体"就是第21对染色体旁多长出一条,别小看这一条染色体,它可能会导致宝宝"先天愚型"。也就是唐氏综合症患儿。唐氏综合症是一种偶发性疾病，所以每一个怀孕的妇女都有可能生出"唐氏儿"。生唐氏儿的概率会随着孕妇年龄的递增而升高。唐氏患儿具有严重的智力障碍，生活不能自理，并伴有复杂的心血管疾病，需要家人的长期照顾，会给家庭造成极大的精神及经济负担。虽然这项检查是在争求孕妈妈知情同意后才作的，但是我建议一定要作。

　　过了一周后，我们去取筛查的结果，显示是低危。医生说显示低危还好，如果是高危就一定要作羊水穿刺的。不过医生说一般显示低危的都是正常的，如果自己实在不放心也可以作羊水穿刺，再继续确认一下。听到这些，我想从始至终我都有好好的对待身体对待宝宝，应该不会有问题，所以我们没有作后边的羊水穿刺。看到这个结果后，我悬着的心终于落下了，宝宝肯定很健康了。我以后完全不必再有任何担心了，感觉心情大好！

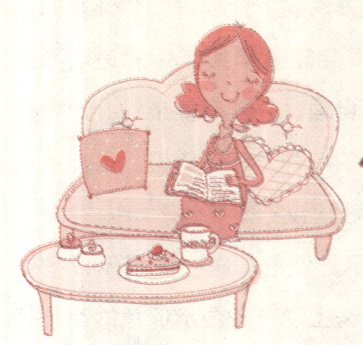
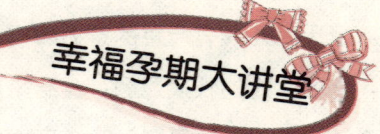

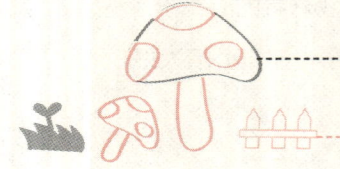

要注意饮食营养，谨防贫血

此时期最容易发生生理性贫血。贫血会使孕妈妈发生妊高症的比率明显增高。不过，如果较轻就不易被察觉，会造成长期慢性贫血，使胎宝宝的生长发育受到影响，如宫内生长迟缓、足月时体重不够2.5千克、出生后易发呼吸道及消化道感染等。

分娩时，贫血的孕妈妈常使胎宝宝不能耐受子宫阵阵收缩造成的缺氧状态，在子宫内窒息，还会发生宫缩乏力、产程延长、产后出血多等情况；在产褥期比正常产妇的抵抗力低，易感冒或泌尿道感染，严重贫血会导致未成熟儿及早产儿的发生率明显高于正常孕妈妈。

因此，孕妈妈从开始怀孕就要多吃以下富含铁的食物：

1.瘦肉、家禽、动物肝及动物血（鸭血、猪血）、蛋类等含铁较多的食物，同时多吃水果和蔬菜，水果和蔬菜不仅能补铁，所含的维生素C还能促进铁的吸收和利用。

2.豆制品含铁也较多，肠道吸收率也较高。

3.在主食上最好多吃面食,面食较大米含铁多,吸收率也比大米高。

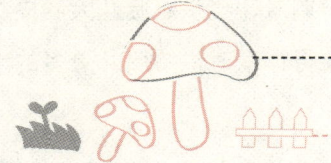

孕妈妈如何补充DHA

爸爸妈妈们都希望自己的宝宝健康又聪明,而人体的脑神经发育黄金阶段是从受孕开始至婴儿两三岁的这一段时期,研究证实,DHA对胎、婴儿的脑神经及视神经发育非常重要,体内DHA水平较高的胎、婴儿,视力与智力发育都较为良好。

DHA是什么

DHA,学名二十二碳六烯酸,是大脑营养必不可少的高度不饱和脂肪酸,它除了能阻止胆固醇在血管壁上的沉积、预防或减轻动脉粥样硬化和冠心病的发生外,更重要的是对大脑细胞有着极其重要的作用。它占了人脑脂肪的10%,对脑神经传导和突触的生长发育极为有利。

人体维持各种组织的正常功能,必须保证有充足的各种脂肪酸,如果缺乏它们可引发一系列症状,包括生长发育迟缓、皮肤异常鳞屑、智力障碍等。英国脑营养研究所克罗夫特教授和日本著名营养学家奥由占美教授最早揭示了DHA的奥秘,他们的研究结果表明:DHA是人的大脑发育、成长的重要物质之一。DHA是神经系统细胞生长及维持的一种主要元素,是大脑和视网膜的重要构成成分,在人体大脑皮层中的含量高达20%,在眼睛视网膜中所占比例最大,约占50%,因此,对胎、婴儿智力和视力发育至关重要。DHA作为一种必需脂肪酸,其增强记忆力与思维能力、提高智力等作用更为显著。人群流行病学研究发现,体内DHA含量高的人的心理承受力较强、智力发育指数也高。

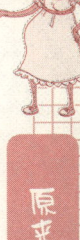

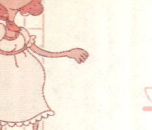

DHA对胎儿的作用

1. DHA 影响胎儿大脑发育

孕期，DHA 能优化胎儿大脑锥体细胞磷脂的构成成分。尤其胎儿满5个月后，如人为地对胎儿的听觉、视觉、触觉进行刺激，会引起胎儿大脑皮层感觉中枢的神经元增长更多的树突，这就需要母体同时供给胎儿更多的DHA。

2. DHA 促进视网膜光感细胞的成熟

DHA 不仅对胎儿大脑发育有重要影响，而且对视网膜光感细胞的成熟有重要作用。孕妇在孕期可通过摄入富含a-亚麻酸的食物来提高a-亚麻酸的含量，利用母血中的a-亚麻酸合成DHA，然后输送到胎儿大脑和视网膜，使那里的神经细胞成熟度提高。

孕妇应该何时补充DHA

1. 鱼油类DHA制品

一般来说，鱼油类DHA制品在孕中晚期（孕20周后）至胎儿出生后6个月内服用效果最佳。因为在这个阶段是胎儿大脑中枢神经元分裂和成熟最快的时期，也是对DHA需要量最大的时期。尤其胎儿满5个月胎龄后，由于胎教内容的施加，人为地增加了对胎儿的听觉、视觉、触觉三种感觉神经通路的刺激，会引起胎儿大脑皮层上相关感觉中枢区域里的神经元（锥体细胞）增长更多的树突或树突棘。这就需要由母体供给胎儿更多的DHA，以便满足因胎儿大脑和视网膜上的神经元的发育，自身细胞膜上的膜磷脂构成所极需增加DHA的要求。为了让宝宝打下良好的视力基础，建议孕妇从妊娠4个月起适当补充DHA。

在孩子出生后，母亲可继续服用DHA，通过乳汁喂给胎儿。

2. a-亚麻酸营养品

a-亚麻酸营养品的最好补充时间在孕晚期（孕28周后）至胎儿出生后6个月内，因为孕产妇在这个阶段，可利用母血中的a-亚麻酸合成DHA，然后通过血液或乳汁输送给胎儿。当孩子超过6个月后，可将油挤入配方奶中摇匀，直接喂给婴儿。

如果胎儿没有在足月妊娠后出生，而是提早出生，就没有足够的时间在母体内靠上述的方式生成足够的DHA。

这样的早产儿，大脑锥体细胞和视网膜光感细胞成熟度差，在智力和视力上都会有不同程度的损害。所以在1993年联合国世界卫生组织与粮农组织，就提出了一份关于给早产儿补充DHA的专家建议，明确建议，为保护早产儿视力的正常发育，从出生开始，就应立即给早产儿按每公斤体重每天补充40毫克DHA。

也就是说，如果一个早产儿出生体重2.5公斤，那么每天应补充DHA为100毫克。以后随时间进展体重增加，再按当时实际体重，以每公斤体重补充40毫克DHA计算，就不再是出生时的每天补100毫克，而是要高于100毫克了。这样至少要补40周，才能使早产儿的视力达到足孕婴儿的正常视力水平。

既然胎儿在母亲妊娠最后3个月内，可以用母血中的a-亚麻酸合成自己的DHA，所以，母亲在孕期特别是最后的3个月孕期中，应多吃一些核桃等含a-亚麻酸多的坚果。有条件者当然直接从鱼油类DHA营养品中补充DHA会更可靠。

不过，因为DHA是以脂肪的形式存在于营养品中，吃后在十二指肠内要靠胆汁的帮助和水结合乳化成乳液，才能被十二指肠与空肠吸收。但胆汁不是每天24小时持续向十二指肠排放，而是间断排入11次，每次3~5分钟。

一般吃了含蛋白质多的食物，在胃内刺激了胃黏膜上的感觉神经，通过神经反射弧的联系，引起胆囊收缩排放胆汁到十二指肠。所以，孕妇在吃含DHA的营养品时，应在吃牛奶、豆浆、鸡蛋、鱼、豆腐等食品时服用，或干脆同牛奶或豆浆同服，这样吸收才充分，才不会浪费DHA。

☕ 孕妇应该补充多少DHA

DHA的摄入量并非越多越好。DHA作为一种对婴幼儿生长发育和维持人体正常健康有重要作用的营养物质，与其他营养物质一样需要一个合理摄入量，即必须讲究营养均衡。摄入过量的DHA，会产生免疫力低下等一系列副作用。此外，由于DHA有抑制血小板凝集和抗血栓形成的作用，因此患有出

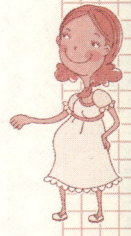

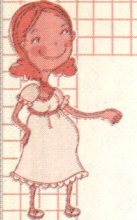

血性疾病、肝硬化、凝血功能障碍者要适当控制DHA的摄入量，以免引起出血或加重出血。所以孕妇应根据自身情况来确定应该额外补充多少DHA。

准妈妈需要每天得到不少于400毫克的DHA。富含α－亚麻酸的核桃仁等坚果摄入后经肝脏处理能合成DHA。海鱼、海贝的脂肪中DHA含量丰富。

 孕妈如何选择DHA制品

目前市场上销售的DHA制品主要分为两大类，即海藻油DHA和鱼油DHA。海藻油中DHA含量较低，建议服用海藻油的准妈妈们要选择那些DHA含量高，同时低含量或者不含豆蔻酸和月桂酸的制品；鱼油类的DHA制品选择的原则应该是那些高含量、高纯度、配比合适的鱼油DHA制品。以下给出两点建议：

1.鱼油产品均含有 DHA 和 EPA（二十碳五烯酸）。EPA是DHA的前体，它在人的肝脏中很快就绝大部分地转变成DHA，仅有少量部分转变成前列环素，这种物质可以预防妊高症。但是如果给孕产妇服用的DHA制品中EPA含量过高也不合适，那可能会使宝宝的体重偏低。因此，世界卫生组织提出原则，凡是给孕产妇和婴幼儿补充的DHA制品，DHA和EPA的比例最好是4：1或者更多。

2.选择瓶贴上写有"DHA乙酯"字样的产品。因为这样的DHA是用分子蒸馏设备采用先进的分子蒸馏方法提取的，它可以使原来鱼油中的汞、砷、铅等重金属都沉淀在废弃液中被丢掉，使产品的杂质、重金属含量更少甚至没有。最好不要选择那些所谓的纯天然鱼油制品。因为那样的制品虽然价格便宜，但是杂质较多，而DHA含量却较低，同时EPA含量又往往是偏高的。因此，并不是什么都是纯天然的好，还要看什么产品以及使用对象，孕产妇本身属于特殊人群，所以在选择保健品或者营养品的时候更应该格外谨慎。

DHA的食物来源

1.母乳。初乳中DHA的含量尤其丰富。不过，母亲乳汁中DHA的含量取决于三餐的食物结构。日本的母亲吃鱼较多，乳汁中DHA含量高达22%，居全球第一；其次为澳大利亚，约为10%；而美国最低，仅有7%。

2.配方奶粉。指添加DHA的配方奶粉。

3.鱼类。DHA含量高的鱼类有金枪鱼、鲣鱼、鲑鱼、鲭鱼、沙丁鱼、竹荚鱼、旗鱼、黄花鱼、秋刀鱼、鳝鱼、带鱼、花鲫鱼等，每100克鱼中的DHA含量可达1 000毫克以上。就某一种鱼而言，DHA含量高的部分又首推眼窝脂肪，其次则是鱼油。

4.干果类。如核桃、杏仁、花生、芝麻等。其中所含的α－亚麻酸可在人体内转化成DHA。

5.藻类。

6.DHA制品。市场上有两种：一种是从深海鱼油中提取，另一种是从藻类中提取。前一种源于鱼类脂肪，不过至少有3大缺陷：①鱼油中EPA（二十碳五烯酸）的含量太高，可使DHA所占的比例过低，与母乳相差较大，不符合孩子的生理需求；②鱼油中的DHA含量虽然比较高，却不含对脑发育有重要作用的另一种不饱和脂肪酸——AA（花生四烯酸），而其中过多的EPA还会抑制孩子体内AA的生成；③鱼类不同程度地受到汞、铅等重金属或砷等有害物的污染，安全性低。相比之下，藻类的优势突出，DHA藻油是一种纯植物性DHA原料，从人工培育的海洋微藻中提取，未经食物链传递，是目前世界上最纯净、最安全的DHA来源。尤其值得一提的是，DHA藻油的DHA浓度远高于鱼油提取物，且纯度高（含量上，DHA藻油的DHA≥35克/100克，鱼油DHA的含量是3.6~12.5克/100克），稳定性强，不易被氧化，无臭、无味，特别适合用于胎儿、婴幼儿。

煮饭小提示：怎样留住鱼中的DHA

如果想通过吃鱼起到健脑和维护心脑血管的作用，那么最好食用应季的鱼。因为不同季节的鱼，其体内脂肪含量有很大变化，DHA和EPA（二十碳五烯酸）的含量也随季节有所变化。应季的鱼味道好，鱼肥肉厚，而且价格便宜，DHA和EPA的含量也丰富。

人们往往喜欢食用天然鱼，因为养殖鱼的口味要逊于天然鱼。但从DHA的含量来说，养殖鱼要优于天然鱼，因为养殖鱼较肥，脂肪含量高，投喂的饲料中含有大量DHA。

吃鱼时，不同的烹调方法会影响对鱼体内不饱和脂肪酸的利用率。鱼体

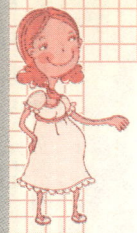

内的DHA和EPA不会因加热而减少或变质,也不会因冷冻、切段或剖开晾干等保存方法而发生变化。蒸鱼的时候,在加热过程中,鱼的脂肪会少量溶解入汤中。但蒸鱼时汤水较少,所以不饱和脂肪酸的损失较少,DHA和EPA含量会剩余90%以上。但是如果烤鱼的话,随着温度的升高,鱼的脂肪会溶化并流失。炖鱼的时候,鱼的脂肪也会有少量溶解,鱼汤中会出现浮油。因比,烤鱼或炖鱼中的DHA和EPA与烹饪前相比,会减少20%左右。炸鱼时的DHA和EPA的损失会更大些,只能剩下50%~60%。这是由于在炸鱼的过程中,鱼中的脂肪会逐渐溶到油中,而油的成分又逐渐渗入鱼体内的缘故。

想要100%地摄取DHA和EPA的方法首选是生食,其次是蒸、炖、烤。但是没有必要认为吃鱼非得生吃不可,或者绝对不能炸着吃。DHA和EPA在体内非常容易被吸收,摄入量的60%~80%都可在肠道内被吸收,有点损失不必太在意。毕竟饮食讲究色、香、味俱全,有滋有味地吃,对健康更为有利。

在炸鱼的时候,尽量不要用玉米油及葵花子油,因为此类食用油中含有亚油酸,会妨碍DHA和EPA的吸收。

鱼类的干制品通常是将鱼剖开在太阳下晒干,虽然长时间与空气和紫外线接触,但损失的DHA和EPA可以忽略不计。鱼类罐头产品,根据其加工方法,其营养物质的损失有所不同,烤、炖的做法可保留DHA和EPA的80%。

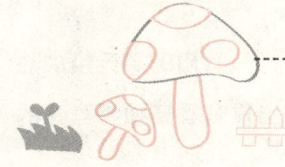

香菇——孕妇的必备食品

孕妇必须吃香菇的原由

香菇,又名香蕈、冬菇,是食用蘑菇中的优良品种,有"蘑菇皇后"的美称。

香菇气味香鲜,营养丰富,是一种高蛋白、低脂肪的"健康食品",它富含18种氨基酸,其中人体所必需的8种氨基酸就占了7种,而且多属于L型氨基酸,活性高,易吸收。香菇中还含有30多种酶,有抑制血液中胆固醇升高和降低血压的作用。香菇中含有的干扰素诱生剂能抑制病毒的繁殖。香菇中有一种"泸过性病毒体",能作为一种抗体阻止癌细胞的生长发育,对已突变的异常细胞也具有明显的抑制作用。香菇中含有的腺嘌呤,可降低胆固醇、预防心血管疾病和肝硬化。孕产妇经常食用能增强机体免疫力、促进胎儿的发育。

❤ 适合孕产妇的吃法

香菇的食用方法很多,可以单独食用,也可与鸡鸭鱼肉相配;可以通过炒、烧的方法烹调出美味的菜肴,也可通过煮、炖的方法做成鲜美可口的汤类,其中最适合孕产妇的食用方法就是煲汤,不仅不会刺激胃肠道,还有利于营养物质的消化吸收。

❤ 吃香菇有学问

香菇营养丰富,肉质嫩滑、风味独特,按不同季节分为冬菇、秋菇和春菇,其中以冬菇最好;按不同质地又分为花菇、厚菇和薄菇,当中以花菇最

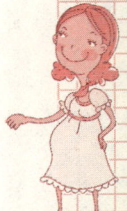

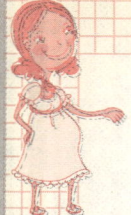

好。优质的冬菇和花菇菇盖（又称菇伞）大且肉厚浑圆，盖边完整，色泽鲜明，气味香浓，菇柄切口粗圆，紧贴菇盖底部；冬菇菇盖表面少皱，花菇菇盖少裂纹。香菇基本上是干制品，水发后才能食用。

 如何正确清洗香菇

浸泡香菇不宜用冷水，因为香菇含有核酸分解酶，只有用80摄氏度的热水浸泡时，这种酶才能催化香菇中的核糖核酸，分解出具有香菇独特鲜味的5-乌苷酸。

水发后的香菇彻底洗去泥沙很关键。很多人在清洗发好的香菇时，喜欢用手抓洗，这样虽然表面洗净了，但菌褶里的泥沙并没有洗净，在食用时会感到牙碜。另外，如果反复抓洗，不仅会使营养受到破坏，而且还容易损坏外观。

正确的方法是：在洗香菇时，用几根筷子在水中朝一个方向旋搅，这时香菇表面及菌褶部的泥沙会随着旋搅而落下来，反复旋搅几次，就能彻底把泥沙洗净。但要注意，不能朝相反的方向来回旋搅，否则沙粒不仅落不下来，而且已落下来的沙粒还会被反转的水流重新卷入到菌褶中。

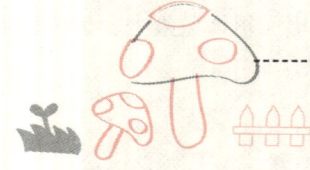

不宜喝长时间煮的骨头汤

不少孕妈妈爱喝骨头汤，而且认为熬汤的时间越长越好，不但味道更好，对滋补身体也更为有效。其实这是错误的看法。

动物骨骼中所含的钙质是不易分解的，不论多高的温度，也不能将骨骼内的钙质溶化，反而会破坏骨头中的蛋白质。因此，熬骨头汤的时间过长，不但无益，反而有害。肉类脂肪含量高，而骨头上总会带点儿肉，因此熬的时间长了，熬出的汤中脂肪含量也会很高。

熬骨头汤的正确方法是用压力锅加水熬至稀烂即可。这样熬的时间不太长，汤中的维生素等营养成分损失不大，骨髓中所含的磷等微量元素也可以被人体吸收。

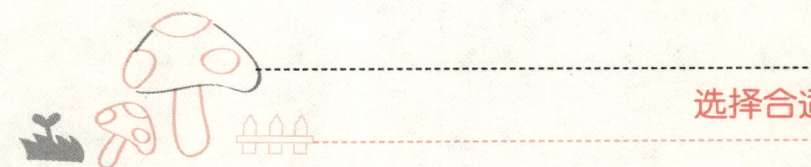

选择合适的鞋

随着腹部的逐渐隆起，孕妈妈身体的重心也会跟着有所改变。此外，由于体内保存了较多的水分，所以此时孕妈妈的脚掌可能发生肿胀的现象。

因此，如果现有的鞋穿起来让你感觉不大舒服而且疲惫，那样就容易影响腹中胎儿的发育，所以你应该马上考虑买新鞋。而孕妈妈在选购新鞋时，除了讲究舒服、保暖，还要考虑脚弓的需要。因为脚的柔韧度主要是靠脚弓来完成，脚弓除了可以吸收人体行走时的震荡外，还可以保持人的身体平衡。

许多孕妈妈认为平底鞋是最佳选择，但是穿平底鞋走路时，一般是脚跟先着地而脚心后着地，这样不但不能维持足弓吸收震荡，还容易引起肌肉和韧带的疲劳及损伤，相对而言选择后跟2厘米高的鞋比较合适。

冬天时，孕妈妈穿的棉鞋最好宽松一些，因为在怀孕中后期孕妇的脚容易发生浮肿，脚形发生变化，怀孕前的鞋子就显得很小。这个时期最好穿温暖舒适的布棉鞋，布棉鞋的弹性好，还可以适合多种脚形。

夏天穿坡形泡沫底凉鞋的人较多，这种凉鞋的弹性好，也比较适合脚的形状，但它存在的缺陷也很明显，即鞋底很滑，容易摔跤。孕妈妈在选鞋时要注意选择防滑底的鞋，以免雨天或遇到水渍时被滑倒。

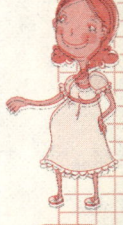

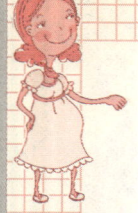

人们喜欢日常起居时穿拖鞋，因为它具有方便、柔软、有弹性等优点。而孕妈妈的汗腺分泌旺盛，脚部的汗液多，容易形成汗脚，穿橡胶或塑料拖鞋时有可能引发皮炎，过敏性体质的孕妈妈尤为明显，因此以薄布拖鞋为宜。

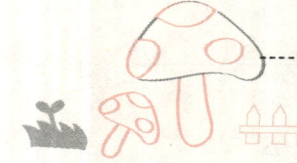

重视乳房的日常保健

怀孕后，准妈妈的身体会发生巨大的变化以适应宝宝的生长发育，乳房也为分娩后的哺乳积极地进行着自我"调适"，以让宝宝可以第一时间吸吮到妈妈的乳汁。然而，有些孕妈妈生完宝宝后因乳头凹陷、皲裂等，影响了新生儿的吸吮，也给自身带来了困扰。那么，应该怎样去做才能减去这些后顾之忧呢？

1.孕期检查乳头形状是否正常，是否过于平坦，有无内凹。可用两拇指平行地放在乳头两侧，轻轻地向外牵拉，重复若干次，然后同样将乳头向上下牵拉，每日1~2次，每次数十下（有早产迹象的应禁止）。

2.为了促进乳房的血液循环，有利于腺体分泌流通，可对乳房作一些轻柔的按摩：一手托住乳房，另一手平放于乳房上，轻轻作旋转式按摩，两手可交替，保证按摩面均匀，每日1~2次，每次数分钟。

3.为了保证产后顺利地哺喂婴儿，应选择宽松、舒适的棉质乳罩，平时戴的乳罩在孕期显然是太小了。随着乳房体积的增大，应不断更换不同型号的乳罩，以使乳房血液循环通畅，促使乳腺组织的正常发育。同时戴乳罩可以保护乳房、乳头的清洁，免受衣服的摩擦。乳罩应勤换洗，保持清洁，尤其在夏季，要保证皮肤及衣物的清洁、干燥。

4.乳房较小的孕妈妈，孕期切不可使用丰乳霜。

5.可常用温水擦洗乳晕和乳头皮肤，并且用热毛巾热敷乳房。

6.当乳房出现异常时，如异样疼痛和外形改变，应该及时看医生。切不可自己无把握地乱治，导致乳腺发育受到影响。

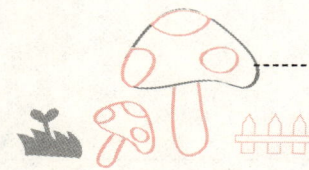

避开恼人的噪音污染

噪音污染不但让孕妈妈觉得心烦，而且还会对胎宝宝造成不良影响。可这却常常是被忽视的污染之一。

噪音危害大

一般来说，噪音会令人焦虑不安，使人容易发怒，引起情绪不稳，强烈的噪音甚至会引起听觉障碍，对人体构成严重的损害。噪音除了影响听力以外，还会造成精神紧张，引起自律神经和内分泌系统失调。孕妈妈每天接触50～80分贝的噪音2～4小时，便会感到烦闷、紧张，呼吸和心率增快，心肺负担加重，头痛、失眠，消化功能受损、免疫力下降，并易患病毒或细菌感染性疾病。

此外，噪音会使胎宝宝的胎心加快，胎动增加，还会使孕妈妈的内分泌功能紊乱，诱发子宫收缩而引起早产、流产、新生儿体重减轻及先天性畸形。

当胎儿内耳蜗处在生长发育阶段时，如果受到大量低频率噪音污染，会影响胎宝宝的耳蜗发育。胎儿内耳受到噪音影响，可能使脑的部分区域受损，严重影响大脑的发育。

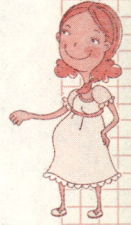

如何躲开噪音

怀孕期间最理想的声强环境是10~35分贝。假如你的工作场所充满了强烈的噪音，就不妨更换一下工作的场所。住宅最好远离高速公路、铁路，必要时可临时调换居住地点，如果无法避免，就不妨在房间内装设隔音设备。尽量不要到交通拥挤、人流量大的闹市区去，更不要去歌舞厅等喧闹嘈杂的娱乐场所。看电视、听广播的时候要把音量调小。

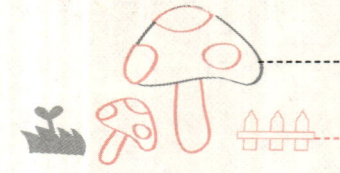

孕期私处护理要注意

孕期，是女人最幸福的一个时期，却也是最脆弱的一个时期。这里所说的脆弱，是针对病菌易侵袭而言的——这是一个新陈代谢的特殊阶段，任何病菌都可能趁虚而入。阴道，也就是未来胎儿娩出的产道，在孕期也是比较脆弱的。女性怀孕后，由于激素水平的变化，下身的分泌物会增多、外阴潮湿，很容易滋生细菌。

同时，孕妇的抵抗力也下降了，比常人更易外感细菌，于是各种妇科炎症便容易缠上她们。一般而言，孕妇的霉菌性阴道炎最为多见。

所以，在怀孕期间，孕妇就应勤换、勤晒内衣，少吃辛辣刺激的食物，以免助湿生热，诱发各类炎症。

孕妇如果真的患上了妇科炎症，也不要乱用药物冲洗阴道。冲洗时会由于不知深浅，很易引起先兆流产或流产。因此，孕妇确诊阴道炎后，一定要在医生的指导下慎重用药，尽量选择对胎儿无害或是影响比较小的药物，切不可随意使用药物，更不要滥用抗菌素或激素类药物，以防因药物导致胎儿畸形。用药治疗时一定要彻底，绝不能因症状减轻就自行停药。如果治疗不彻底，寄生在产道的霉菌还会在分娩时感染胎儿，使新生儿患上一种叫鹅口疮的疾病。

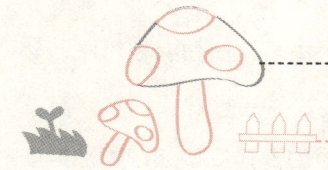

孕妈妈必知的安全睡眠法则

 孕妈妈的睡眠质量非常重要

对于孕妈妈而言，良好的睡眠质量非常重要。

孕妈妈应该每天晚上10点前就寝，睡足8~9个小时。尤其是晚上11点到次日凌晨4点这段时间内，一定要保证最佳的睡眠质量。要养成有规律的睡眠习惯，晚上在同一时间睡眠，早晨在同一时间起床。但是这样的睡眠对于大多数孕晚期的孕妈妈来说，只能是一个美好的愿望。

充足睡眠对孕妈妈的健康十分重要，也影响到腹中胎儿的身体状况。一项调查显示，临产前一个月内夜间睡眠少于6个小时的孕妈妈，分娩过程要比睡眠7小时以上的孕妈妈长；另外，睡眠少于6小时的孕妈妈剖腹产概率更大。

 孕期如何一觉到天亮

1.正确的睡姿。由于心脏位于左侧，所以人的睡眠姿式以右侧为好，因为这样可以减少对心脏的压力。然而，对孕妈妈来说，情况正好相反，应采取左卧的姿势。这样，不但有利于孕妈妈将来的分娩，而且有利于胎儿的生长发育。

通常，孕妈妈多少会有些下肢浮肿现象，这是由于下肢静脉受到压迫，使下肢毛细血管压超过了血液渗透压，导致体液渗出血管壁，进入组织间隙所造成的。孕妈妈左卧，就能减少下肢静脉的压力，减轻下肢的浮肿现象。

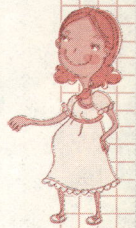

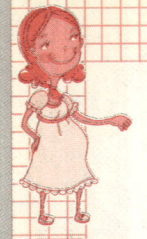

还有研究表明，孕妈妈如从仰卧改为侧卧，心脏的排血量可增加百分之二十二。于是，又可减少孕妈妈低血压综合症的发生。总之，孕妈妈宜用侧卧的姿势，尤其提倡左卧，一般在怀孕二十八周之后，就应养成左卧的习惯。当然，整晚只保持一个睡眠姿势是不太可能的，可以左右侧卧位交替睡。

2.舒适的卧具。对于孕妈妈来说，过于柔软的床垫，比如席梦思床，并不合适。棕床垫或硬板床上铺9厘米厚的棉垫为宜，并注意枕头松软，高低适宜。市场上有不少孕妈妈专用的卧具，可以向医生咨询应该选购哪种类型的。

3.良好的室内环境。适宜的室内温度为17℃~23℃，适宜的室内湿度为40%~60%。还可配合使用室内空气净化器，经常进行室内空气净化和消毒。

4.临睡前应注意的问题：

（1）尿频严重时影响睡眠质量，所以临睡前不要喝过多的水或汤。

（2）避免进食含高糖类饮料，包括蜂蜜、果汁等饮料，避免高盐食物和酒精。咖啡因和酒精都会干扰睡眠。

（3）牛奶营养丰富，还有利于安眠，但注意一定要睡前两小时喝。

（4）睡前吃适量的点心，能防止隔日醒来头痛。

（5）适量的运动可以缓解一些失眠症状，但切记至少要在睡觉前3小时结束运动。

☕ 孕妈妈睡眠差，忌用药物来催眠

失眠，是人们生活中的一种常见症状，通常靠自我调节来改善睡眠，也可服用苯巴比妥、安定火利眠宁来催眠。但是用催眠药不能时间太长，否则会产生依赖性及成瘾性，此特点已为人们所知。

对于妊娠期女性来说，更应当注意久用催眠药的危害。它不仅会使人产生依赖性及成瘾性，还会使胎儿及出生后的婴儿产生松软婴儿症，表现为肌张力下降、低体温、呼吸困难、吸吮困难等。这些症状将易致胎儿宫内窘迫、发育受阻，还可能引起出生后婴儿硬肿症、呼吸道感染，十分危险。因此，一旦妊娠期出现睡眠差或失眠状况，切忌滥用催眠药，而应以生活调

理为主来改善睡眠。

例如，睡前搓搓脚心即可有助于睡眠。孕妈妈平时活动量较少，且晚上常常睡眠不好。在睡觉之前搓一搓脚心，不但可补充运动量少的缺憾，起到刺激脚心神经的作用，还能滋阴补肾、颐养五脏六腑，提高睡眠质量。

具体的做法是，先用温水洗脚，擦干脚后将一条腿盘在另外一条腿上，脚心朝向对侧，搓右脚心时用左手，左脚心时用右手，然后转圈搓至发热。搓完以后，用拇指和食指逐个按摩脚趾，用力不要过大，最后温水洗手就可以了。经常搓搓脚心，可以促进血液的循环，也利于胎儿的成长发育。

值得注意的是，在揉搓按摩的时候不要轻易使用按摩精油，一些含有化学物质的按摩精油渗透皮肤可能会带来不良的影响。

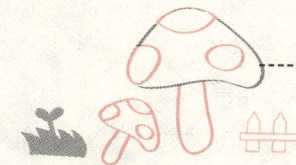

孕期看电视要注意什么

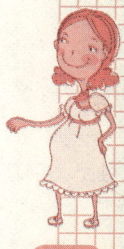

怀孕之前，许多孕妈妈都有在家看电视的爱好。现在怀孕了，肚子里多了个小家伙，肯定不能像怀孕前那样自由自在，而是多了不少禁忌。

1.忌近距离看电视。孕妈妈距离电视机的距离应在2米以上。

2.忌连续长时间看电视。一般孕妈妈一次看电视时间不宜超过2小时，避免过度使用眼睛，尤其有妊娠高血压综合症的孕妈妈更应注意。

3.忌室内空气不流通。

4.忌看恐怖、紧张、悲剧性节目。这些节目会使孕妈妈情绪紧张，血液中出现一种特殊物质，通过胎盘带给胎儿，使胎儿不安。

5.忌看电视睡得过晚。孕妈妈应当注意休息，保证充足睡眠，一般夜间应睡8~9小时。

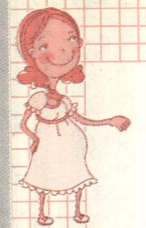

6.忌饱食后看电视。饭后食物需要消化,看电视需要用脑,这样势必使人体内供给胃肠的血液相对减少,从而影响正常的消化、吸收功能,也不利于胎儿发育生长。

7.忌不良卫生习惯。如边看电视边吃零食、蜷着身体看电视等。这会使腹腔内压增大,胃肠蠕动受限,不利于食物的消化吸收,特别不利于胆汁排泄,易发胆道疾病。

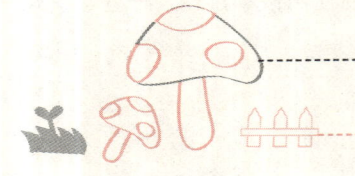

汽油有危害,孕期需远离

汽油作为一种燃料,被广泛用于航空、汽车、摩托车等的运转,可是,汽油对人体却有着一定的危害。特别是对孕妈妈的危害更加不容忽视。难闻的汽油味会让孕妈妈感到头晕、恶心、呕吐、烦躁,不但会影响到自身的食欲,而且还会严重地影响孕妈妈的精神状态。

此外,在应用于交通运输行业的汽油中,还加入了少量的四乙基铅,汽油在燃烧的时候所释放出的铅会随着废气排入大气中,倘若在怀孕期间接触到微量的铅,就可能会造成胎宝宝的生长发育明显受到抑制,神经系统也同样会受牵累,出生的婴儿体重则会明显偏轻,智力也远远比没有接触到铅的孕妈妈所生的婴儿差。所以,为了安全起见,孕妈妈最好远离汽油废气环境。

本月末时，胎儿身长约25厘米，体重为280～340克，头约为身长的三分之一。

胎儿的头皮长出毛发，牙齿正在发育，皮肤上出现了胎脂，呈油腻状，它有保护胎儿皮肤的作用。感觉器官开始按区域迅速发育，神经元分成各个不同的器官，味觉、嗅觉、听觉、视觉和触觉都从现在开始在大脑的专门区域里发育，神经元数量的增长开始减慢，但是神经元之间的相互连接开始增多。胎儿的口、舌对苦味、甜味的刺激都会有反应。

胎儿此时手指的动作已相当熟练。而胎儿脑的记忆功能也已开始工作了，他反复听到妈妈的心跳声和说话的声音，会感到熟悉，并由此产生一种安全感。

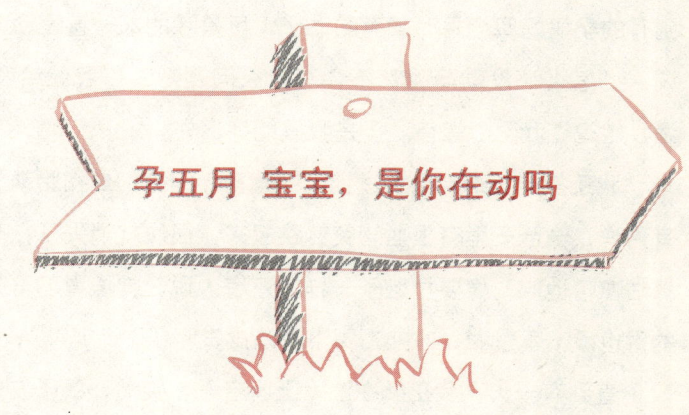

孕五月 宝宝，是你在动吗

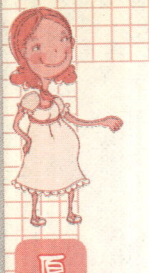

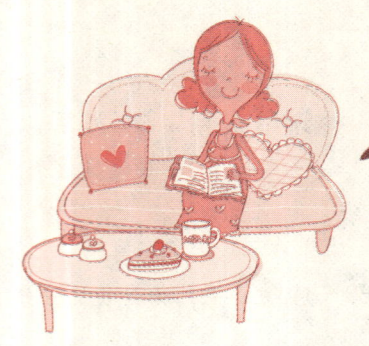

孕妈妈的幸福手记

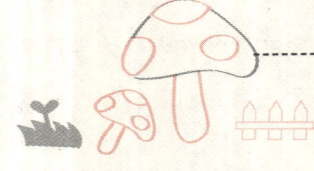

让人惊喜的胎动

一些孕妈妈早在15周就能够感觉到"第一次胎动",但大多数孕妈妈要等到第18周以后才会感觉到。如果这是你的第一胎,你也不要太着急,你也有可能要等到20周左右才能感觉到宝宝的胎动哦。我当时就是那样,看到有的孕妈妈四个月时就有胎动了,可是我的却一直没动,我婆婆问我时都说:"怎么还没动静呢?不会有什么问题吧?"我就给我的主治医生打电话,她说让我耐心等待。于是我只能等下去。

我还打电话给几个生过宝宝的闺密,问她们最初胎动到底是什么感觉。有人说,像肚子里有根血管突然跳起来,很快就消失了;有人说,肚子里突然咕噜噜地叫,像要拉肚子一样;还有人说,就像胃下垂的感觉。哈哈,我的胃也没下垂过啊,咋知道胃下垂啥感觉呢!

直到有一天,我正躺在沙发上听音乐,突然,肚子左侧感觉拱了一下。当时有点困惑,不知怎么回事,就呆住了,后来又拱了一下,比之前那下强烈些,这次我真切地感觉到了有东西在动。这时我才惊觉,不会是胎动吧？！我是又惊又喜，第一时间把这种感觉打电话告诉了老公，他也好高兴。不过我当时仍然不敢确定到底是不是胎动，因为就动了那么两下，就没再动。

后来又过了两三个小时，我和老公当时正在吃饭，那种有小东西在动的感觉又来了。我赶紧对老公说："快，快，动了！动了！"老公盯着我的肚子看了半天，说没看到动啊！可是这次我确定是胎动。不过他仍然很惊喜。于是，我就跟宝宝说："宝宝，是你在踢妈妈吗？你在里面好活泼哦，可不可以再踢妈妈一次？"结果他真的又踢了一下，也太奇妙了吧，真的是胎动耶！之后他就开始没完没了地踢我，感觉就像肚子里面有一个脉搏一直在跳，非常地微弱，但是会觉得痒痒的，非常好笑，非常不可思议，真的是突然之间感觉到宝宝的存在，昨天明明还一点感觉都没有呢。从那一天开始，我感觉和宝宝的感情变得更加深厚了。她经常会调皮一下，而且渐渐地会和我玩了。到了怀孕后期，常常可以在肚皮上清楚地看到宝宝的手或者脚的印记，凸出来的，你一碰它，就躲开了，可好玩呢。这时直觉告诉我，真的有个小家伙在我的身体里了！虽然我早已了解自己已经怀孕的事实，但亲身感受到新生命在自己身体中活动，仍令我充满了震惊与兴奋。

每个宝宝胎动都有自己的规律，像我家宝贝就随我，一到晚上就兴奋，动个不停。我常常在晚上9点左右靠在床边枕头上，把肚皮亮出来，和他玩一会，看着肚子动来动去，可有意思呢。这个时候我常常给他唱歌，一唱她就安静了，好像真的能听到。唱完了，他就会动一下，好像在鼓掌，那个时刻，真的觉得很幸福。不管别人怎么想，那个时候我觉得我的宝宝一定是一个善解人意的小天使，健康、善良、充满爱的小天使。我真是有点迫不及待地想让肚子赶快变得更大，因为只有宝宝长得更大更强壮，我才能更确切地感受到他的存在。这是整个怀孕过程中，我最喜欢的一部分。

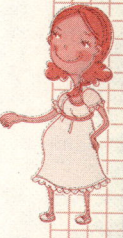

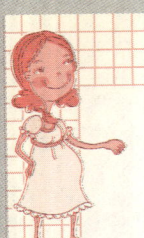

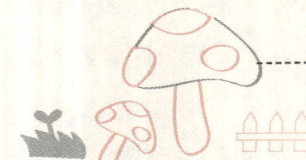

胎教，一定要做哦

关于胎教，我看了很多这方面的书，这些书上都讲了很多在怀孕期间对胎儿进行科学合理的胎教，最后使宝宝变得更加聪明的事例。

书上说，对宝宝的教育要从胎儿期开始，根据胎儿生长发育的特点，采取音乐、语言交流、触摸爱抚等方式，都会对宝宝成长形成一定的教育效果。

书上讲的实例，再加上感觉这种说法很有道理，所以我就想我也一定要做胎教，要让我的宝宝更聪明。于是，在怀孕期间，我只要看到书上写的对孩子有好处的任何东西，我都会不遗余力地买回来尝试。

我是从怀孕的三个月底就开始胎教了，因为我想那时都能听到宝宝的心跳了，而且他也长得有模有样了，应该能听懂我的意思。当时我买了好多世界名曲回来，还买回了唐诗宋词。每天都听一个小时的音乐，然后再朗诵一个小时的唐诗、宋词，我不知道肚子里的小家伙到底是否能明白我的良苦用心。倒是我自己，终于弄明白了柴可夫斯基的曲子是这样的，莫扎特的曲子是那样的。更重要的收获是唐诗、宋词很多年都没有认真背过了，现在重新开始读诗，发现如今的领悟力、理解力更强。上学时觉得特别生涩的诗，现在一下子就进入了诗人带给我的意境。我总会想，这哪叫胎教啊，分明就是我又上了一回学嘛！当然，听听音乐，背背诗歌肯定没什么坏处，只要音乐不是那种很刺耳的就行。并且我本身就很喜欢听音乐，一听到音乐我就感觉身心轻松愉快，相信宝宝也一定跟我一样很爱听音乐吧！

对于胎教，我真正的心得就是一定要不断地和腹中的胎宝宝说话，这是让孩子熟悉你声音的最好途径。有的妈妈可能不知该跟胎宝宝说什么好，根据我的经验就是看到什么说什么，可以给他讲让你开心的事情，也可以给他描述外面五彩缤纷的世界。

"宝宝，你现在正在干什么呢，是睡觉呢，还是在跟脐带捉迷藏呢啊？"

"宝宝，春天来了，河里的冰开始融化了，路边的小草也都冒出嫩芽了，你还看不到吧，那妈妈帮你多看两眼哈！"

"妈妈今天感觉好开心，而且好有食欲啊，我争取今天多吃一些，也让你吃饱一点儿啊！"

书上说，虽然胎宝宝听不懂你说的话，可是多和他说话对其语言能力的开启还是很有作用的，这句话我觉得很有道理，所以我们从现在开始就要不停地跟宝宝说话。我在怀孕期间，只要一有时间就会摸着肚子和宝宝说话。此外，准爸爸也可以加入进来和宝宝聊天，只要看到老公有时间，我就会拉着他跟胎宝宝说说话，有时他也不知该说什么好，我就让他朗读古诗或儿歌，再或者让他给宝宝唱几首歌，那时的感觉真是其乐融融。

此外，在给宝宝听音乐或跟宝宝聊天的同时，也可以用手一边轻轻地抚摩肚皮，这叫抚摩胎教。抚摩胎教可以锻炼胎宝宝皮肤的触觉，并通过触觉神经感受体外的刺激，从而促进了胎宝宝大脑细胞的发育，加快胎宝宝的智力发育。并且，在进行抚摩胎教的过程中，不但能让胎宝宝感受到父母的关爱，还能使孕妈妈身心放松、精神愉快。

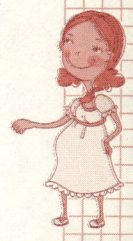

下面我还要给孕妈妈们介绍一种胎教小游戏，叫"胎宝宝踢肚游戏"。具体做法是这样的：当胎宝宝踢孕妈妈的肚子时，孕妈妈就轻轻拍打被踢的部位，静静等待胎宝宝第2次踢肚。一般在1~2分钟后，胎宝宝就会再踢，这时孕妈妈再轻拍几下肚皮，接着再停下来。

如果你拍的地方改变了，胎宝宝会朝你改变的地方再踢，需要注意的是，改拍的位置不要离原胎动的位置太远。这个游戏到了孕中期宝宝有胎动时就可以做了，每天2次，每次数分钟，而且准爸爸也可以参与进来。这个游戏能够增进胎宝宝和家人的感情，刺激胎宝宝的反射能力，而且还有利于胎宝宝的体格发育。

我女儿出生后，我感觉她的学习能力比较强，从教她认图、认字到说话，感觉她学的很快，比同龄孩子的语言能力也要好一些。我觉得这可能和我们做的胎教有关系，当然我只是自认为这样，究竟是不是胎教起的作用，我们也没法得到认定。只要宝宝聪明健康，我们就很开心了。

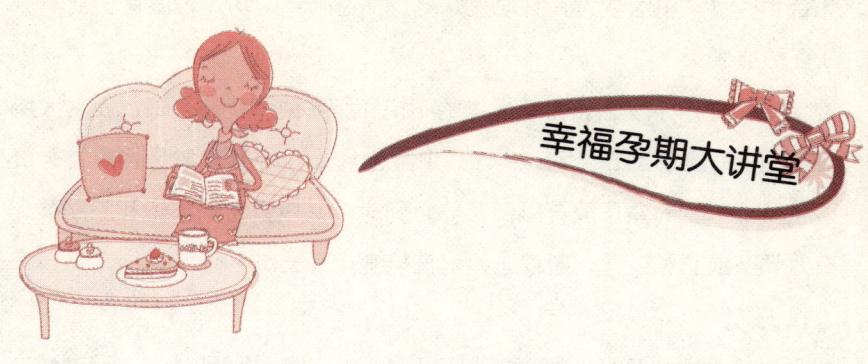

幸福孕期大讲堂

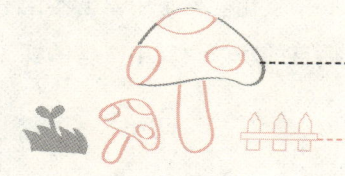

孕期小零食助胎宝宝更聪明

虽然孕妈妈通常都会经历孕早期的呕吐状况，但随着孕中期的到来，孕妈妈往往开始胃口大开，各种食物几乎都是"来者不拒"。而坚果营养多，富含蛋白质、油脂、矿物质和维生素，其营养相对比一般食品全面，能够起到增强体质，预防疾病的作用，而且对胎宝宝还有益智健体的功效，所以孕妈妈在孕期不妨把坚果当做小零食来食用，从而为整个孕期加分。但是哪些坚果适合孕妈妈食用？每天该吃多少是不是有讲究呢？

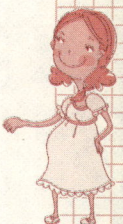

 适合孕妈妈食用的坚果

1.花生

花生中富含30%左右的植物蛋白，营养价值堪比鸡蛋、瘦肉和牛奶。与动物蛋白相比，这些植物蛋白更易被人体吸收。同时，花生还有养血、补血的功效，孕妈妈营养消耗较高，适宜生吃或者煲汤用。

2.开心果

开心果富含不饱和脂肪酸以及蛋白质、微量元素和B族维生素，属于低

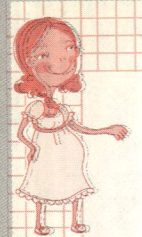

碳水化合物膳食，中医认为其有理气开胃、补益肺肾的功效，适宜生食。

3.夏威夷果

夏威夷果原产于澳洲，含有大量的不饱和脂肪酸和优质蛋白以及对大脑神经细胞有益的维生素B_1、B_2、B_6，其中富含的十几种氨基酸是构成脑神经细胞的主要成分，有益于改善脑部营养，同时，其中富含的不饱和脂肪酸，还能有效调节血脂和血糖，建议孕妈妈直接食用干果。

4.松子

松子中富含维生素A和维生素E以及人体必需的脂肪酸和油酸、亚油酸，还有其他植物所没有的皮诺敛酸，具有改善人体新陈代谢、防癌抗癌的功效，可以生吃，也可以做成松仁玉米或者加入点心中食用。松子中富含不饱和脂肪酸、矿物质和维生素，具有开胃、健脑、明目的功效，其中富含的纤维素还有助消化、预防便秘的作用。

5.核桃

补脑、健脑是核桃的第一大功效，另外其含有的磷脂具有增长细胞活力的作用，能增强机体抵抗力，并可促进造血和伤口愈合。另外，核桃仁还有镇咳平喘的作用。尤其是经历冬季的准妈妈，可以把核桃作为首选的零食。

核桃可以生吃，也可以加入适量盐水，煮熟吃，还可以和薏仁、栗子等一起煮粥吃。

6.榛子

榛子含有不饱和脂肪酸，并富含磷、铁、钾等矿物质，以及维生素A、B_1、B_2、烟酸，经常吃可以明目、健脑。如果不想单吃榛子，可以压碎拌在冰激凌里或是放在麦片里一起吃。

☕ 这些坚果吃不得

坚果的种类很多，并非所有的坚果都对孕妈妈健康有益。比如杏仁具有一定的毒性，动物实验显示有可能诱发胎儿畸形因此这种坚果不宜食用。如果坚果出现霉变或异味，诱发癌症的概率很高，会导致机体产生不良反应，也是绝对不能食用的。

食用坚果有讲究

虽然多数坚果都对孕妈妈的身体保养和胎儿的身体发育健康有益，但也不宜多吃。坚果类食品油性比较大，而孕妈妈的消化功能在孕期相对有所减弱，过量食用坚果，很容易引起消化不良。并且，如果准妈妈患有湿疹、哮喘等病症，或体质有过敏的倾向，最好还是避免食用坚果类的食物，尤其是花生、腰果等应尽量不吃。另外，用坚果加工而成的食品，如花生酱、咖喱酱等，也应尽量少食用。

此外，不少干果在加工的过程中，经过炒制、腌制等工艺，过量食用容易导致上火。干果对机体虽然有益，但食用要适量，每天食用坚果不宜超过50克，特别是经常食用者。

此外，需要注意的是，在购买坚果时最好选择有包装的，或者是去超市里选购，这样才有质量保证，不然吃坏了肚子可是得不偿失！

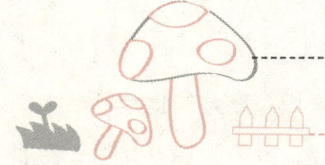

孕中期补钙知多少

 现在补钙很重要

从现在开始，孕妈妈必须加强补钙了，因为胎儿这个时候进入了快速增长期，脊柱、四肢、头颅骨及牙齿的正常钙化（或骨化），都需要钙的支持。而胎宝宝是通过胎盘从孕妈妈体内获得钙，如果钙质供给不及时，孕妈妈血钙就会降低，从而导致骨钙溶解来弥补血钙的不足，这对孕妈妈的健康非常不利。所以，孕妈妈除了保证蛋白质、维生素、碳水化合物、矿物质的基本供给外，还要特别注意补充含钙食物。

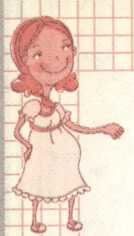

哪些日常食物最补钙

孕妈妈在孕中期每天的钙适宜摄入量是1 000毫克。为了配合胎宝宝骨骼发育的需要,应当多吃一些含钙较多且容易吸收的食物,比如虾皮、小鱼、牛奶、奶制品、芝麻酱、鸡蛋、豆腐、海带等。其中,乳制品里含有大量的钙,孕妈妈每天喝两杯牛奶(约500毫升),就能获得足够的钙质。此外,还要多晒太阳,以促进钙的吸收。

药物补钙有讲究

如果光从食物中摄取满足不了钙质的需求(最突出的表现就是腿部抽筋现象越来越频繁了),或对于年轻、骨质还在发育的孕妈妈,或对于有乳糖不耐症的人来说,额外补充钙片比较重要。但是一定要咨询医生,选择一些适合孕期服用的钙剂,千万不要盲目乱补或补钙过量,否则会产生很多难以预见的危害。

此外,还需注意以下一些事项,以促进钙的吸收:

1.吃完钙片不要马上喝茶

茶中的单宁会影响钙的吸收,不利于孕妇补钙。

2.不要空腹吃钙片

随餐服用,饭后、两餐之间或睡前均可服用。因为充分的食糜可干扰草酸,促进钙的吸收。另外,夜间血钙浓度低,所以,睡前服钙也有利于钙的吸收。

3.钙片不要与多维片一起吃

多维片中一般含有其他无机盐,并且钙与铁、锌、镁和磷等都存在相互作用的关系,比如钙可以抑制铁、锌等的吸收,因此,最好钙补充剂不要和其他多维片同时服用。

4.钙片不要与草酸、植酸类食物一起吃

菠菜、油菜以及谷物的麸皮等食物中含有大量草酸或植酸,这些也会影响钙的吸收。

5.钙片不要与牛奶、奶酪合吃

因为上述两种食物的高含钙量会使体内钙吸收饱和,带来极大的浪费。

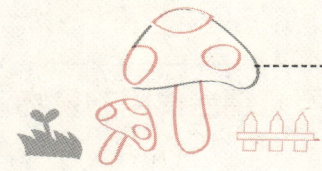

孕妈妈吃夜宵坏处多

有些孕妈妈为了补充营养，喜欢吃夜宵。其实，吃夜宵不但会影响睡眠质量，还会导致肥胖，致使产后恢复较差。

如果孕妈妈真的想吃夜宵，必须先弄清楚：是因为肚子饿，还是只是一种无意识的习惯。如果纯粹因为肚子饿想吃夜宵，建议最好在睡前2~3小时吃完，且避免高油脂高热量的食物，比如油炸食物、比萨饼、各式零食、垃圾食品等。因为油腻的食物会使消化变慢，加重肠胃负荷，甚至可能影响到隔天的食欲。

据调查，有高达56%的孕妈妈，尤其是初为人母者，非常担心自己吃的不够或不多，使得胎儿发育不良，认为多吃多补，才能给胎儿最好、最充足的营养。但是怀孕期间真的需要增加那么多营养吗？是不是多吃就营养多呢？其实，孕妈妈在营养需求上，并没有想象中的多，很多孕妈妈吃进去的是高热量而非高营养素的食物，从而造成母体过重，但胎儿却未相对增加重量，或胎儿体重过重致使生产困难。孕妈妈和胎儿的营养，奠基于均衡饮食、多样化地摄取各式天然食物，就能提供母体及胎儿完整的营养。

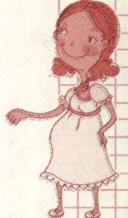

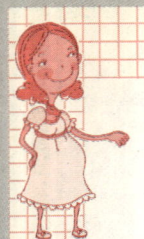

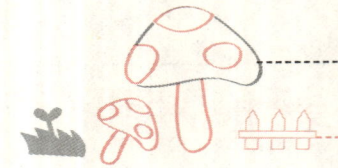

孕期不能混合食用的食物

危险搭配之一：鸡蛋与豆浆

豆浆中含有胰蛋白酶抑制物，它能抑制人体蛋白酶的活性，影响蛋白质在人体内的消化和吸收，鸡蛋的蛋清里含有黏性蛋白，可以同豆浆中的胰蛋白酶结合，使蛋白质的分解受到阻碍，从而降低人体对蛋白质的吸收率。

危险搭配之二：牛奶与巧克力

牛奶中含有丰富的蛋白质和钙，而巧克力则含有草酸，若二者混在一起食用，牛奶中的钙会与巧克力中的草酸结合成一种不溶于水的草酸钙 食用后不但不易吸收，还会发生腹泻、头发干枯等症状，影响胎儿的生长发育。

危险搭配之三：萝卜与橘子

萝卜会产生一种抗甲状腺的物质硫氰酸，如果同时食用大量的橘子、苹果、葡萄等水果，水果中的类黄酮物质在肠道经细菌分解后就会转化为抑制甲状腺作用的硫氰酸，进而诱发甲状腺肿大。

危险搭配之四：菠菜与豆腐

菠菜和豆腐千万不要一起吃，因为这样会很容易患结石症。

豆腐里含有氯化镁、硫酸钙两种物质，而菠菜中则含有草酸，菠菜与豆腐遇到一起可生成草酸镁和草酸钙。这两种白色的沉淀物不能被人体吸收，不仅影响人体吸收钙质，而且还容易患结石症。建议这两样东西最好分开吃，这样营养吸收会比较好。

另外，还要注意一些日常生活中容易搭配错误的饮食，比如：小葱拌豆腐会结合成白色沉淀物,那就是草酸钙,会造成人体对钙的吸收困难;茶叶煮鸡蛋也是错误的,因为茶叶中除生物碱外,还有酸性物质,这些化合物与鸡蛋中的铁元素结合,对胃有刺激作用,且不利于孕妈妈消化吸收。

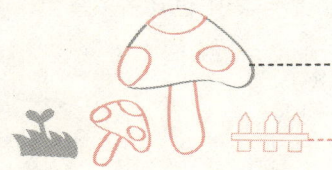

7种食物帮你远离黄褐斑

怀孕后,爱美的孕妈妈总是担心黄褐斑会悄然爬上自己的脸庞,那么有什么办法能让爱美的孕妈妈们省去这份不必要的担心呢?

黄褐斑的形成与孕期饮食有着密切关系,下面就介绍几种食疗的方法:

 富含维生素C的食物

1.猕猴桃

猕猴桃含有丰富的食物纤维、维生素C、B族维生素、维生素D、钙、磷、钾等微量元素和矿物质。猕猴桃中的维生素C能有效抑制皮肤内多巴醌的氧化作用,使皮肤中深色氧化型色素转化为还原型浅色素,干扰黑色素的形成,预防色素沉淀,保持皮肤白皙。

2.西红柿

西红柿具有保养皮肤、消除雀斑的功效。它丰富的西红柿红素、维生素C是抑制黑色素形成的最好武器。有实验证明,常吃西红柿可以有效减少黑色素的形成。

每天用1杯西红柿汁加微量鱼肝油饮用,能令孕妈妈面色红润。

孕妈妈还可先将面部清洗干净,然后用西红柿汁敷面,15~20分钟后再用清水洗净,对治疗黄褐斑有很好的疗效。

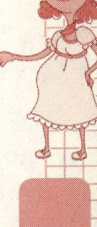

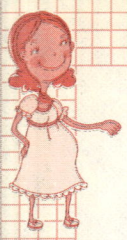

3.柠檬

柠檬也是抗斑美容水果。柠檬中所含的枸橼酸能有效防止皮肤色素沉着。使用柠檬制成的沐浴剂洗澡能使皮肤滋润光滑。

4.各类新鲜蔬菜

各类新鲜蔬菜含有丰富的维生素C，具有消褪色素的作用。其代表有西红柿、土豆、卷心菜、花菜；瓜菜中的冬瓜、丝瓜，孕妈妈也要多多享用，它们也具有非同一般的美白功效。

☕ 富含维生素E的食物

1.黄豆

大豆中所富含的维生素E能破坏自由基的化学活性，不仅能抑制皮肤衰老，更能防止色素沉着于皮肤。

大豆甜汤：黄豆、绿豆、赤豆各100克，洗净浸泡后混合捣汁，加入适量清水煮沸，用白糖调味，饮服，每日3次，对消除黄褐斑很有功效。

2.牛奶

牛奶有改善皮肤细胞活性、延缓皮肤衰老、增强皮肤张力、刺激皮肤新陈代谢、保持皮肤润泽细嫩的作用。

核桃仁牛奶芝麻糊：核桃仁30克、牛奶300毫升、豆浆200毫升、黑芝麻20克。先将核桃仁、黑芝麻放入小磨中磨碎，与牛奶、豆浆调匀，放入锅中煮沸，再加白糖适量，每日早晚各吃1小碗。

3.带谷皮类食物

体内过氧化物质逐渐增多，极易诱发黑色素沉淀。谷皮类食物中的维生素E，能有效抑制过氧化脂质产生，从而起到干扰黑色素沉淀的作用。

猪肾薏苡仁粥：猪肾1对，洗净、切碎，与去皮切碎的山药100克、粳米200克、薏苡仁50克加水适量，用小火煮成粥，加调料调味分顿吃，具有补肾益肤的功效。

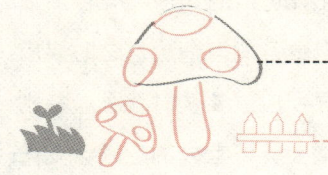

孕妈妈如何"听懂"宝宝胎动

☕ 宝贝何时"动"跟妈妈体质有关

宝宝的胎动就和开口说话一样有早有晚，一般而言，胎儿在五六周时就开始有心跳了，但此时胎儿还太小，再加上羊水的缓冲，孕妈妈还无法感觉到胎儿的活动。等到了怀孕16~20周时，孕妈妈就可以感受到宝宝的首次胎动。但对于很多第一次怀孕的孕妈妈来说，如何辨别宝宝的"一举一动"是否属于"准胎动"就成了难题。医学上鉴定胎动主要从以下两方面来区分：第一，胎儿的主动性动作，包括伸手、踢腿、翻滚、呼吸、张嘴等都属于胎动。第二，胎儿在受到外在刺激，如孕妈妈打喷嚏、咳嗽、呼吸、动脉撼动时所被动产生的活动，不能算是胎动。

由于每个准妈妈的敏感程度不同，察觉到胎动的时间和感觉也不同。一般而言，较瘦的准妈妈通常能较早地感觉到胎动。如果准妈妈较晚感觉到胎动，那也不必太担心，只要每次产检时听到胎儿的心跳正常就好。那么影响准妈妈胎动感受不同的原因有哪些呢？第一，孕妈妈腹壁的薄厚。腹壁厚的人感觉稍稍迟钝一些，腹壁薄的孕妈妈到妊娠后期，在宝宝胎动的时候，都有可能从肚子外面看到鼓了一个小包。第二，羊水多少。羊水多的准妈妈，对宝宝胎动的感觉会迟钝一些。第三，妈妈的敏感度。每个人的感觉灵敏度不同，所以，开始的时候，宝宝的胎动还很微弱，有人会比较敏感，有人就会感觉不到。

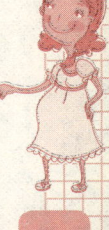

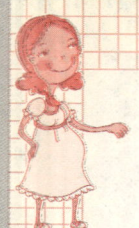

为什么要数胎动

宝贝的胎动不仅仅是和母亲"交流"的方式，还是他们在母亲体内的"健康反馈"。胎动的强度、频率及形态与胎儿的成熟度有关。胎动不仅仅是胎儿的活动，它与胎儿的健康有着密切关系。胎儿健康时一般会有较活泼的胎动，而胎动明显减少或停止，表示胎儿在休息或可能有危险，这时候应该给予适当的刺激并密切观察，如果胎儿仍无明显反应就要及时就医。特别是到了后期将近足月时，因胎儿体重增加、体形增大，子宫内的空间会变得相对狭小，此时胎动也逐渐减少了。胎动反映了胎儿在妈妈子宫内的安危状态。如果胎动出现异常，则很可能是出现胎儿宫内缺氧。因此，依靠妈妈的自我监控，每天掌握胎动变化的情况，可以随时了解宝宝在子宫内是否安然无恙，及早发现问题。

胎动的规律会一成不变吗

不同时期胎动的表现也不尽相同。在孕早期胎儿较小，准妈妈无法感觉到胎动，只能通过超声波屏幕来观察胎儿在羊水中自在地翻转与伸展的样子。随着妊娠周数的增加，胎动越来越频繁，同时动作幅度也越来越大，有时甚至可以看到肚皮随胎儿活动而局部隆起。

随着怀孕月份的增加，因为胎儿慢慢长大，子宫内可以供他活动的空间会越来越少，因此他的胎动也就会减少一些，没有以前那样频繁。而且，每个胎儿都有自己的"生物钟"，昼夜之间胎动次数也不尽相同，一般早晨活动最少，中午以后逐渐增加。晚6点至10点胎动活跃。大多数胎儿是在妈妈吃完饭后胎动比较频繁，因为那时妈妈体内血糖含量增加，宝宝也"吃饱喝足"有力气了，于是就开始伸展拳脚了。而当准妈妈饿了的时候，体内血糖含量下降，宝宝没劲了，也就比较老实，这也是他的一种自我保护行为。

掌握胎动的办法

1.母亲感知法：这种办法是让准妈妈依靠自己的感觉，在孕晚期每天数胎动。每天早、中、晚各选1个时间段，数1个小时胎动。这个时间段可以根据自己的时间灵活掌握。例如早上起床前的1小时，中午午休的1小时，晚饭后1小时。然后将这3个小时的胎动次数相加乘以4，即为12小时的胎动次数。如果12小时胎动次数大于12次，为正常；如果12小时胎动次数少于10次，属于胎动减少，就应该仔细查找原因，必要时要到医院进行胎心监测。

这种方法既简单又方便，准确率也比较高，孕妈妈使用这种方法会比较适合。

2. B超观察：这种方法一般是针对有特殊状况的孕妈妈，而且只能在医院进行。

胎动规律出现变化时要格外小心

一般医生会建议孕妈妈以24小时作为一个周期，来观察宝宝的胎动是否正常。因此，如果一天内，若发现宝宝的胎动规律明显异于平时，就应该查找原因，及时到医院就诊：

1.胎动减少

可能的原因：孕妈妈血糖过低、发烧。孕妈妈的体温如果持续过高，超过38℃的话，就会使胎盘、子宫的血流量减少，小家伙也就变得安静许多。所以，为宝宝健康着想，准妈妈需要尽快去医院，请医生帮助。

建议：注意休息，注意随气温变化增减衣物，避免感冒；尽量避免到人多的地方去；经常开窗通风，保持室内的空气流通，适当进行锻炼；多喝水、多吃新鲜的蔬菜和水果。

2.胎动突然加剧，随后慢慢减少

可能的原因：缺氧、受到外界刺激。高血压、受到外界撞击，以及外界噪音的刺激都会使胎儿作出类似的反应。

建议：有妊高症的孕妈妈，应该定时到医院检查，并注意休息，不要过度劳累；无论是走路还是乘公共汽车，尽量和他人保持距离，不到吵闹嘈杂的环境中去，防止外力冲撞和刺激；保持良好的心态，放松心情，控制情绪。

3.急促胎动后，突然停止

可能的原因：脐带绕颈。好动的小家伙翻身打滚时一不小心被脐带缠住了，就会导致因缺氧而窒息的现象。

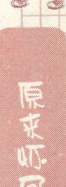

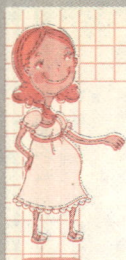

建议：一旦出现异常胎动的情况，要立即就诊；坚持每天数胎动，有不良感觉时，马上去医院检查。

孕妈妈不宜久坐久站

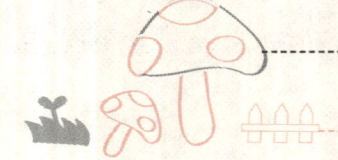

女性妊娠时，下肢和外阴部静脉曲张是常见的现象。静脉曲张往往随着妊娠月份的增加而逐渐加重，越是妊娠晚期，静脉曲张越厉害，经产妇比初产妇更为常见且严重。这是因为，妊娠时子宫和卵巢的血容量增加，以致下肢静脉回流受到影响；增大的子宫压迫盆腔内静脉，阻碍下肢静脉的血液回流，使静脉曲张更为严重。

静脉曲张是可以减轻和预防的。首先孕妈妈在妊娠期要休息好。有些孕妈妈因工作或习惯经常久坐久站，就易出现下肢静脉曲张，因此只要孕妈妈注意平时不要久坐久站，也不要负重，就可避免下肢静脉曲张。

有的孕妈妈已经出现下肢或外阴部静脉曲张，如自觉下肢酸痛或肿胀，容易疲倦，小腿隐痛，踝部和足背出现水肿，行动不便时，更要注意休息，严重时需要卧床休息，用弹力绷带缠缚下肢，以防静脉结节破裂出血，一般在分娩后静脉曲张会自行消退。

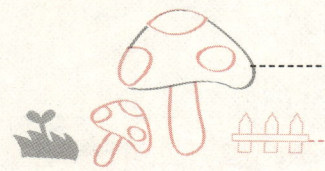

孕妈妈要科学地晒太阳

钙是孕期准妈妈最需要的营养素之一，晒太阳有利于人体补钙，孕期科学地晒太阳对孕妈妈和胎宝宝都十分有益。

1.不要隔着玻璃晒太阳。阳光中的紫外线有利于合成维生素D，但紫外线无法穿透普通的玻璃。坐在屋子里隔着玻璃晒太阳实际上只是得到了阳光的温度，却拒绝了阳光的营养。所以孕妈妈要尽可能地在自然条件下接受阳光。

2.尽量保证每天的日晒时间。准妈妈要把晒太阳作为每日必修课，晒太阳要足量，冬季每天不少于1个小时，夏季每天不少于半小时。这对于那些久坐办公室或在地下室等场所工作的女性显得更为必要。另外，紫外线还有杀菌功效，半个小时左右的日晒就能起到对皮肤和房间空气的消毒作用。

3.掌握每天的最佳日晒时间。上午9~10点，下午4~5点，这是人们总结的每日最佳日晒时间。而在这两个时间中间的中午，阳光中的紫外线过强，长时间日晒会对皮肤造成伤害。

4.注意季节性，避免盛夏暴晒，冬季不足。晒太阳也要考虑季节因素。如果处于夏季，则要尽量避免暴晒，适当减少晒太阳的时间。一方面是为皮肤健康考虑，阳光中的紫外线过强会伤害皮肤，孕妈妈本来就容易发生色素沉淀，暴晒会让雀斑、痣等颜色加深。另一方面，暴晒会让体温迅速升高，影响胎儿正常发育，还可能发生中暑。所以在夏季孕妈妈要尽量避免直晒，可以在树荫下享受散射。外出衣着要尽量透气、轻便。如果皮肤对阳光敏

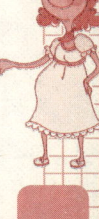

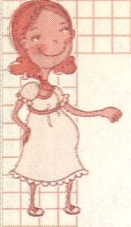

感，可以选择以物理性防晒为主的防晒用品。而到了冬季，则要尽量多外出晒太阳。

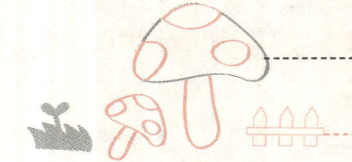

孕妈妈开车注意事项

孕妇中有不少人是上班族，有的还是开车族。开车时，长时间固定在车座上，孕妇盆腔和子宫的血液循环都会比较差。开车还容易引起紧张、焦虑等不良情绪，不利于胎儿的生长发育。

此外，怀孕期间，孕妇的反应会变得比较迟钝，开车容易发生危险，如遇紧急刹车，方向盘容易冲撞腹部，引起破水。所以，孕妇最好不要开车。如果必须开车，那就要遵守以下"完全平安开车守则"：

1.时速请勿超过60公里；

2.避免紧急刹车；

3.每天沿熟悉的路线行驶，而且连续驾车不要超过1小时；

4.不要在高速公路上开车；

5.怀孕32周以上的孕妇最好不要开车；

6.开车时请绑好安全带。

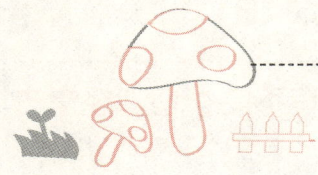

孕妈妈坐浴不可取

女性在怀孕期间,由于阴道分泌物比较多,因此,应当经常洗澡才行。但是不要采取坐浴的方式,尤其是妊娠后期应该绝对禁止坐浴,以防引发早产。

在正常的情况下,女性阴道会保持一定的酸度,以防止病菌的繁殖,这种生理现象和卵巢分泌的雌激素与孕激素关系密切。女性在妊娠的时候,胎盘绒毛会产生大量的雌激素与孕激素,而孕激素的产生量大于雌激素,因此,在这个阶段,阴道上皮细胞的脱落大于增生,使阴道内乳酸量降低,从而对外来病菌的杀伤力降低。如果此时孕妈妈洗澡采用坐浴,脏水就有可能会进入防病力减弱的阴道,以至于引起宫颈炎、附件炎,甚至会发生宫内或外阴感染,进而引起早产。所以,孕妈妈在洗澡的时候,以擦澡、淋浴为宜,不要坐浴,更不要到公共浴池去洗澡。

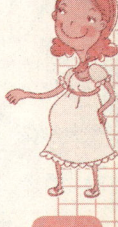

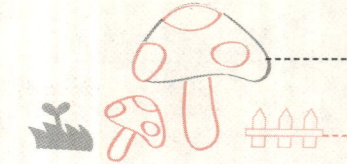

公共场所有不便,切勿经常去

孕妈妈去公共场所会容易出现以下不便:

1.公众场所人员众多,比较拥挤,如果孕妈妈在拥挤的地方挤来挤去,一旦腹部受压,就很容易诱发流产、早产。

2.病原体携带者都会污染环境,以至于各种病原微生物密度很高。女性怀孕后自身的抵抗力已经下降,容易感染病毒。如果待在病原微生物密集的场所,就会极容易感染上各种疾病,对孕妈妈以及胎宝宝都极为不利。

3.公共场所的空气比较污浊,二氧化碳排出的比较多,氧含量相对减少。如果孕妈妈长时间待在公共场所,容易感到胸闷、气短,胎宝宝的氧供应也将受到影响。

4.由于公共场所里人声嘈杂,噪音分贝比较高,这些噪音污染可能会影响胎宝宝的生长发育以及情绪。

综合上述各种原因,建议孕妈妈不要常去公共场所。

本月末时，胎儿身长约33厘米，体重约570克。此时胎儿的相貌已与刚出生的婴儿非常相似，各内脏器官均已发育。

胎宝宝的上肢和下肢的肌肉已发育良好，经常会在妈妈的子宫中活跃地运动，在羊水中姿势自如地游泳并会用脚踢子宫壁，使羊水摇晃。当然，胎儿也有安静的时候，静止和运动会交替出现。

胎儿的听力进一步发展，对喜欢的声音会以活动表示回应，而突然的喧闹声则会让他惊跳。胎儿能够嗅出妈妈的体味，并记忆在脑中。胎儿的呼吸系统也正在发育。

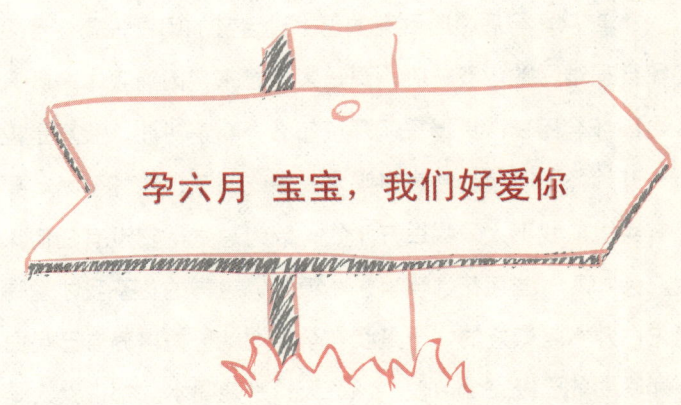

孕六月 宝宝，我们好爱你

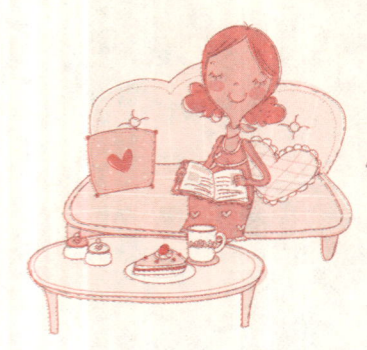
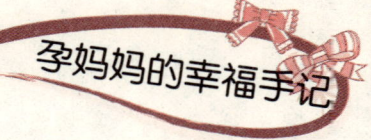

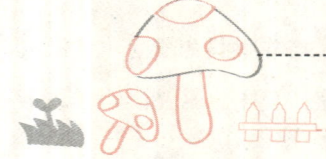

让便秘跑光光

以前我就属于是那种有点轻度便秘型的，大多数人都是一天一次大便，而我要两天一次，除非有时我多吃了些水果蔬菜，情况可能会得到些许改善。但是虽然我有点轻微便秘，身体并没有觉得不舒服。

自从怀孕后，听到有的已生过宝宝的闺密说要注意多喝水，否则一旦便秘会很难受的。我一听，更是紧张起来，因为我本来就有点轻度便秘，如果再因怀孕而变得更严重了那可怎么办啊？对此，我真是担心得要命。所以从一开始怀孕时我就注意多喝水，多吃蔬菜，比怀孕之前要喝得多，吃得多。其实以前我不太爱喝白开水的，因为总觉得它没有任何味道，不好喝，所以总会加入一些菊花、玫瑰、冰糖等，这样的花茶我才爱喝。后来从书上看到说白开水是最好的，于是我在孕早期就努力培养自己喝白开水。到了孕中期和晚期就已经完全习惯了，每天特别能喝水。都说女人是水做的，我发现那段时间我的皮肤确实不错。

看我这么能喝，排便本应该非常通畅才是。可是，当我怀孕到了第六个月的时候，有一天早上我却发现，身体有条通道不通了。便秘变得严重了，那叫一个不舒服。每天吃的啊，一点不少，出来的却微乎其微。我就在担心，那些脏东西都藏到哪里去了？越紧张越不行，每天早上会在卫生间磨蹭半个小时左右，可是总没有什么收获。

一周过去了，情况仍然没有好转。而且还听说便秘时，由于排便用劲要增大，有可能导致流产、早产和痔疮的。对此我非常担心。于是我就赶快给医生打电话咨询这件事，医生说："这种情况很常见，但是必须及时改善，应当多吃一些粗纤维的东西，实在不行再用外用药物。"

之后，我就开始了我的"粗纤维"之旅。哪些食物纤维含量高呢？说到这儿，答案一点也不新奇：多叶的绿色植物、新鲜水果、全麦食物和其他所有谷物（面包、松饼、谷类食品、通心粉）、燕麦、大麦、糙米、马铃薯、甘薯、豆类、未加工或清蒸的蔬菜、坚果，以及种子等。每天吃很多种这类食物，你很快就会像冠军一样排便了。这里，我还有一条特别警告孕妈妈们得注意：如果你以前不吃高纤维食物，那么，你一定要慢慢地、逐渐增加高纤维食品的摄入。如果你过快地超量食用高纤维食品，你可能会得胃痛、胃胀气，甚至会出现气喘等疾病。不过说到底，就是你每天都需要吃些高纤维食物。

首先，我先给孕妈妈们介绍一种我爱吃的且效果显著的食物，那就是红薯。红薯中含纤维较多，在肠内可吸收水分促进排便，对便秘有一定的治疗作用。你可以把它做成红薯粥，营养又好吃。具体的制作方法也很简单：先准备红薯100克，粳米150克，红糖适量。然后刮去红薯皮，用清水洗净，切成小块。再把粳米除去杂质，用清水淘洗干净，放入锅内，并放入红薯块，加水适量，将锅置旺火上烧开，改用文火煮至米熟薯烂时，再加入红糖调味就可以了。

其次，据说蔬菜里的芹菜含粗纤维很多，可是我从小就不爱吃芹菜，这对我来说有点难度。后来我的一个闺密跟我说了一种芹菜的新吃法，我按照她说的做完后一品尝果然好吃。做法就是先把芹菜剁碎，然后锅中热油，把打好的鸡蛋倒入锅中，翻炒成鸡蛋饼。在鸡蛋饼还没有完全成型的时候，把

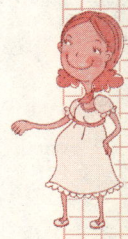

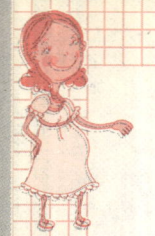

芹菜倒入，让它均匀地裹在鸡蛋里，然后就可以出锅了，热吃凉吃都可以，非常香的。

再次，要多喝点小米粥。因为在过去生活比较困难的时候，孕产妇们都是要喝小米粥的，不但养胃，而且还很有营养，关键是小米富含粗纤维，有利于疏通"管道"。

最后的建议就是孕妈妈们一定要保持定时排便的好习惯，调整心态，不要过于紧张了。除此之外，每天要有足够的户内户外活动，活动的最佳方式是每天散步1小时。散步时，须选择空气新鲜、人流量不多的地方，如郊外、花园等，尽量不要去人流量大、空气污浊的地方，如商场、影院等。

按照以上方法，过了一周多后，我的不通畅感觉就彻底消失了。现在已经怀了孕的孕妈妈们，如果你们也碰到了我的这种情况，一定不要担心，也可以试试我说的方法哦。不过还是提前预防才好，省得到时难受了。

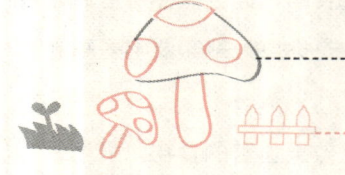

看到宝宝的样子啦，好激动

到了孕中期时，我感觉宝宝更加好动了，整天跳肚皮舞，一会儿上一会儿下，一会儿左一会儿右的，连胃部都在动，整个肚子一会儿那鼓包，一会儿这鼓包，有时肚子中间会鼓成一个大包，变得又尖又硬。我知道她这是在和我问候呢，每当她这样时，我也会很高兴地回应她，和她玩一会儿踢肚游戏。可是到了夜里时，她还这样乱动，搞得我无法好好睡，然后我就会用双手抚摩肚子，再柔声地和宝宝说说话，告诉她夜深了，必须乖乖睡觉了。宝宝也许是找到了安慰，变得乖乖的，没有再左踢右踢了。不一会儿，我就和她一块睡着了。在这个孕中期，我感觉和宝宝的心贴得很近，我感觉到了身为母亲的幸福。

　　我一直在心底想象着宝宝的模样，到底长得像老公还是像我呢？其实，我很希望她能长得像老公，因为老公有着浓眉大眼睛，让人一看就觉得其人很精神，让人很喜欢。很早就听我的闺密说过现在通过彩超就能看到宝宝的样子了，而且还能查看宝宝的身体长得是否健康，也就是医生所说的排畸检查，能查出宝宝的五官、四肢以及内部各个器官有无异常。后来我作了这个检查。

　　记得作检查那天，是老公陪着我去的。我们在路上一边想着宝宝的模样，一边在为宝宝祈祷，希望她能健健康康的。

　　当轮到我作彩超检查时，我忐忑地躺在那张医用床上，医生在我的肚子上涂上了冰凉的检查液，开始帮我检查，一切都很顺利。医生说，这个彩超还要看孩子的心脏、肝脏、肾脏等五脏六腑。我的孩子各方面都很健康，听到医生的话，我的心里真是欣喜万分。

　　可是接下来令我意想不到的事情发生了，医生说在这个体位怎么看不到宝宝的手呢？我一听立刻着急了，我的宝宝不会没有手吧，脑海里立刻浮现出一个没有手的小宝宝，心跳都变得急促了。医生安慰我说："别着急，应该不会，只是孩子现在可能在睡觉，她不活动，我就看不到。"我好紧张，摸摸肚子说："宝贝，你快醒醒，动一下啊，就动一下，妈妈要看到你的小手啊！"我动了动，可宝贝仍然没有动静，医生说要下次检查再看吧，正当医生要打印彩超单时，宝宝好像听到了我的呼唤，动了起来，这时那样清晰的两只小手，出现在了机器屏幕上，医生看到后说，宝宝很健康。我看着看着就激动地哭了，随后医生拍拍我："起来吧，孩子发育得非常好，一切正常！"

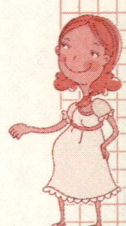

　　当医生把彩超单子给我后，我走出检查室，把单子拿给老公看，老公看到后也非常兴奋，我们看到宝宝在那躺着，脸部很清楚，五官端正，连嘴唇都很清楚，闭着眼睛躺在那，几乎整个彩超单都是宝宝的头和脸，很可爱，心中那个高兴劲真是没法形容。宝宝，你知道吗，爸爸妈妈都好爱你啊！

　　走出医院后，我感觉阳光是那样灿烂，我的心情也像那阳光一样灿烂

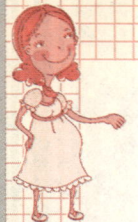

无比。

  最后,需要提醒各位孕妈妈的是,在这张B超单子上会写着一些医学名词,孕妈妈们应该简单地了解一些,比如脊柱连续性好,就是指脊柱发育得还不错;嘴唇连续就是说嘴唇长得不错,没有唇裂。还有一些专业术语至今我也没有弄明白,不过到时医生会给你进行讲解的。

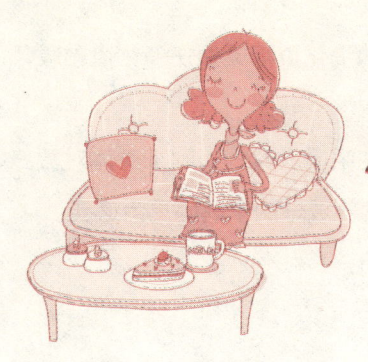
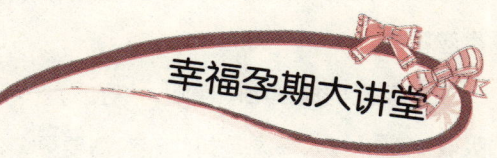

进食不宜狼吞虎咽

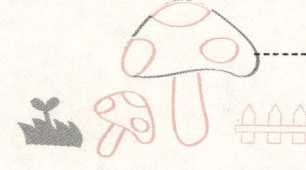

孕妈妈进食是为了充分吸收营养,保证自身和胎儿的营养需要。狼吞虎咽的饮食习惯会使食物未经过充分咀嚼就进入胃肠道,这样做的弊端有以下几点:

首先,不能使食物与消化液充分接触。食物未经充分咀嚼就进入胃肠道,会使食物与消化液接触的面积大大缩小,从而影响食物与消化液的混合,导致有相当一部分食物中的营养成分不能被人体吸收,这就降低了食物的营养价值,多吃食物并不能多吸收营养成分,对孕妈妈和胎儿都是不利的。

其次,会使消化液分泌减少。将食物的大分子结构变成小分子结构,有利于消化吸收。这种变化过程是靠消化液中的各种消化酶来完成的。人在进食时,慢慢咀嚼食物,可通过神经反射引起唾液和胃液的分泌,使消化液增多,这无疑对人体摄取食物营养是有利的。咀嚼食物引起的胃液分泌比食物直接刺激胃肠而分泌的胃液数量更大,含酶量高,持续时间长。可见,咀嚼

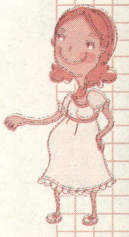

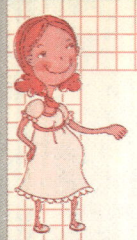

食物对消化液的分泌起着重要作用。

最后,如果食物咀嚼不够,还会加大胃的消化负担或损伤消化道黏膜,易患肠胃病。

所以,我们提倡细嚼慢咽,增加对食物的咀嚼次数,有利于身体对营养的吸收。对一般人来说是如此,对需要更多营养成分的孕妈妈更为必要。

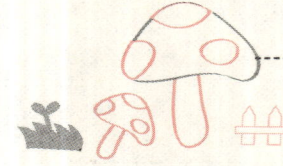

孕妈巧吃鸡蛋,"吃"出聪明宝贝

鸡蛋是孕妈妈不可缺少的营养饮食,它含有的卵黄素、卵磷脂、胆碱,对神经系统和身体发育有利,益智健脑、改善记忆力、促进肝细胞再生。

鸡蛋还有其他重要的微量元素,如钾、钠、镁、磷,特别是蛋黄中的铁质达7毫克/100克,但所含的铁是非血色素铁,单独吃鸡蛋补铁,铁的生物利用率较低,只有3%,贫血的人可与一些维生素C、含有铁的蔬菜、肉类搭配着吃,能很好地提高鸡蛋中铁的吸收率。

鸡蛋中的磷也很丰富,但钙相对不足,所以,将奶类与鸡蛋共同食用可营养互补。鸡蛋中的维生素A和B族维生素也很丰富。维生素、铁、钙、钾等人体所需的矿物质,可分解和氧化人体的致癌物质,具有防癌作用。

 最营养的食用方法

鸡蛋的吃法多种多样,就营养的吸收和消化来讲,煮蛋为100%,炒蛋为97%,嫩炸为98%,老炸为81.1%,开水、牛奶冲蛋为92.5%,生吃为30%~50%。由此来说,煮鸡蛋是最佳的吃法,但要注意细嚼慢咽,否则会影响吸收和消化。不过,对儿童来说,还是蒸蛋羹、蛋花汤最适合,因为这两种做法能使蛋白质很容易被身体消化吸收。

但准妈妈要注意，茶叶蛋一定要少吃，因为茶叶中含酸化物质，会与鸡蛋中的铁元素结合，对胃有刺激作用，影响胃肠的消化功能。还有鸡蛋是高蛋白食品，孕妈妈最好不要食用过多，否则会增加肾脏的负担，每天两个鸡蛋营养就够了。而且孕妈妈最好要吃整个鸡蛋，因为蛋白中的蛋白质含量较多，而其他营养成分则是蛋黄中含得更多。

最后，需要注意的是，鸡蛋千万不要生着吃。生吃鸡蛋不仅不卫生，容易引起细菌感染，而且也不营养。生鸡蛋里含有抗生物素蛋白，会影响食物中生物素的吸收，导致食欲不振、全身无力、肌肉疼痛等"生物素缺乏症"。另外，生鸡蛋内含有"抗胰蛋白酶"，会破坏人体的消化功能。至于那些经过孵化但还没有孵出小鸡的"毛鸡蛋"，就更不卫生了。

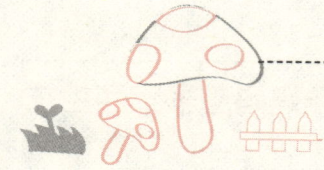

孕妈妈千万别把榴莲当补品

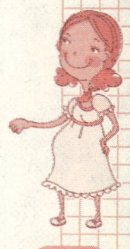

榴莲的滋补功效广为人知，民间素有"一只榴莲三只鸡"的说法，过去常用它给体质虚弱的人和产妇补养身子。现在生活条件好了，榴莲也进入了百姓家庭，不少人都会购买榴莲给孕妈妈进补。那么，榴莲是否适用于孕妈妈进补呢？

榴莲的营养价值的确比较高，有"水果之王"之称，其含有丰富的蛋白质、脂类、维生素C以及钙、铁、磷等多种微量元素，营养相当丰富，对机体有很好的补养作用。虽然其味道因人而异颇有争议，但对于喜欢吃的人来说，特殊馥郁的香气有开胃、促进食欲之功效，其中的膳食纤维还能促进肠蠕动。因此，一般能耐受榴莲特殊气味的健康人都可食用。

但是对于孕妈妈而言则不宜多吃。因为榴莲所含的热量及糖分较高，

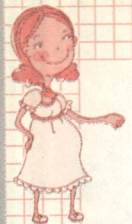

500克就含有约2 000千焦的热量,如果孕妈妈经常把榴莲当补品,会导致其血糖升高,宝宝就会过大,使日后分娩出巨大胎儿的机会增大。其次,榴莲虽富含纤维素,但它在肠胃中会吸水膨胀,过多食用反而会阻塞肠道,引起便秘,对于本来就容易出现便秘的孕妈妈来说,会加重其负担,特别是原本就患有便秘和痔疮的孕妈妈更不宜食用榴莲。再者,榴莲性温,吃多了容易上火,会出现喉咙疼痛、烦躁失眠等症状,从而引发孕妈妈胎热,损害新生儿健康。

孕妈妈饮食应当以营养丰富、易于消化、口味清淡为主,肥甘厚味并不适宜。像榴莲这样温燥甜腻的水果之王,不宜把它作为补品进补。一般健康人最好一天食用榴莲不要超过两瓣,孕妈妈只能浅尝辄止。

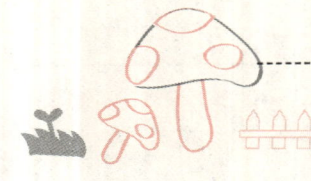

孕妈妈应多吃西兰花

女性在怀孕期间每周吃3次西兰花,每次200克就能对胎儿心脏起到很好的保护作用。西兰花之所以具有这样的功效,是因为里面含有一种叫做SGS的物质,这种物质可以稳定孕妇的血压、缓解焦虑。很多人以为番茄是含维生素C最丰富的蔬菜,其实,西兰花的维生素C几乎是番茄的4倍。维生素C能增强孕妇的免疫力,保证胎儿不受病菌感染,同时还能促进铁质的吸收。

西兰花中还含有丰富的叶酸,这种物质可以保护胎儿免受脊髓分裂、脑积水、无脑等神经系统畸形之害,对胎儿的生长发育有着重要作用。因此,孕妈妈都应注意多吃一些叶酸含量高的食物。这里需要提醒的是,叶酸性质不稳定,食物贮存时间太长、贮存温度太高、烹调时间过长等都会令叶酸受破坏。因此,西兰花以少油快炒为佳,或者用鲜鸡汤焯一下直接吃。

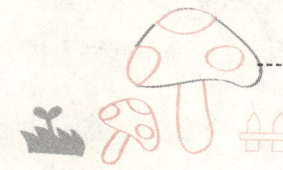

孕妈妈预防黄褐斑必吃的食物

研究表明,黄褐斑的形成与孕期饮食有着密切关系,如果孕妈妈的饮食中缺少一种名为谷胱甘肽的物质,皮肤内的酪氨酸酶活性就会增加,出现黄褐斑的可能性就会增加。

下面推荐几种对防治黄褐斑有很好疗效的食物,爱美的孕妈妈不妨试试。

1.西红柿:西红柿具有保养皮肤、消除黄褐斑的功效。丰富的西红柿红素、维生素C是抑制黑色素形成的最好武器。常吃西红柿可有效减少黑色素的形成。每天用1杯西红柿汁加微量鱼肝油饮用,能令孕妈妈面色红润。此外,孕妈妈也可先将面部清洗干净,然后用西红柿汁敷面,15~20分钟后再用清水洗净,对治疗黄褐斑有很好的疗效。

2.猕猴桃:猕猴桃含有丰富的食物纤维、维生素C、维生素D、B族维生素、钙、磷、钾等营养素。其中维生素C能有效抑制皮肤内多巴醌的氧化作用,使皮肤中深色氧化型色素转化为还原型浅色素,干扰黑色素的形成,预防色素沉淀,保持皮肤白皙。

3.黄豆:大豆中所富含的维生素E能够破坏自由基的化学活性,不仅能抑制皮肤衰老,还能防止色素沉着。大豆甜汤的制作方法:黄豆、绿豆、赤豆各100克,洗净浸泡后混合捣汁,加入适量清水煮沸,用白糖调味,饮服。每日3次,对消除黄褐斑很有效。

4.柠檬:柠檬是抗斑美容水果。柠檬中所含的枸橼酸能有效防止皮肤色

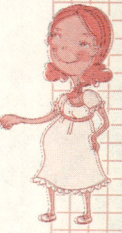

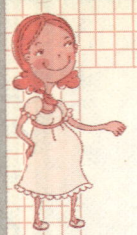

素沉着。使用柠檬制成的沐浴露洗澡能使皮肤滋润光滑。

5.新鲜蔬菜：新鲜蔬菜含有丰富的维生素C，具有消褪色素的作用，如西红柿、土豆、卷心菜、花菜等；瓜菜中的冬瓜、丝瓜也具有很好的美白功效。

6.带谷皮类食物：随着体内过氧化物质逐渐增多，极易诱发黑色素沉淀。谷皮类食物中的维生素E，能有效抑制过氧化脂质产生，从而起到干扰黑色素沉淀的作用。

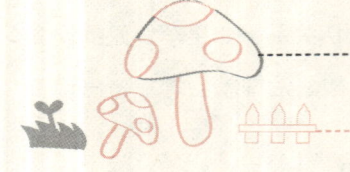

孕妈妈腹胀怎么办

孕期腹胀是指在怀孕时期，由于在胃肠道内所积存的气体过多，导致胃肠充气，并产生腹部胀大的症状，通常从怀孕初期到中期会出现胀气的现象，是孕妇常见的困扰。而腹胀所伴随的食欲不振、胃口全失、便秘，甚至造成孕妈妈的心理压力，导致不易入眠、作息失调等，也是不可小觑的孕期烦恼。但只要与医师确定了解腹胀的成因，孕妈妈可以从简单的饮食注意、加强运动等方法着手，轻松告别胀气的不适。

 避免吃产气食物

胀气情况严重时，应避免吃易产气的食物，如豆类及其制品、油炸食物、马铃薯等，太甜、太酸的食物以及辛辣刺激的食物也不宜进食。

 多喝温开水

孕妈妈每天至少要喝1 500毫升的水，充足的水分能促进排便。如果大便累积在大肠内，腹胀情况会更加严重。每天早上起床后可以先补充一大杯温开水，有促进排便的功效。喝温水比冷水适合，因为喝冷水可能会造成肠绞痛，当然冰水就更不适宜了。汽水、可乐、啤酒等碳酸性饮料也应尽量避免。另外,在早上起床后的第一杯水中可以加入一点蜂蜜,能促进肠胃蠕动,防止粪便干结。

保持适当的运动
为了减轻孕期腹胀,孕妈妈应适当增加每天的活动量,饭后散步是最佳的活动方式。建议孕妈妈于饭后30分钟至1小时,到外面散步20~30分钟,可帮助排便和排气,但过度剧烈的运动就不适合孕妈妈了。

少食多餐
要有效缓解胀气,改变饮食习惯是当务之急。在孕妈妈已经感到腹胀的情况下,如果仍进食大量食物,就会增加肠胃消化的负担,使腹胀情况更加严重。专家建议,有腹胀问题的孕妈妈可采用少食多餐的进食原则,从每日三餐的习惯,改为一天吃五到六餐,减少每餐的分量,每次吃饭的时候都不要吃得太饱,可有效减轻腹部饱胀的感觉。另外,除了适当控制蛋白质和脂肪的摄入量之外,在烹调时添加一些大蒜和姜片,也可以减少腹内气体的产生。

细嚼慢咽
吃东西时应细嚼慢咽,进食时不要说话,避免用吸管吸吮饮料,不要常常含着酸梅或咀嚼口香糖等,注意这些小细节,也可避免过多气体进入消化道。

心情放松不紧张
紧张和压力过大,也会造成孕妈妈体内气血循环不佳,因此在怀孕期间学会放松心情也很重要。建议孕妈妈们,如果对身体的不适感到担心,不妨直接问诊,让医师来辨明症状,可避免因为怀疑而造成的情绪紧绷与心理压力。保持良好、轻松心态,也有助于孕妈妈排便的顺畅。

适度缓和的按摩
腹胀难受时,可采取简单的按摩方法缓解。温热手掌后,以顺时针方向从右上腹部开始,接着以左上、左下、右下的顺序循环按摩10~20圈,每天可进行2~3次。要注意按摩时力度不要过大,并稍微避开子宫的位置,也不要在用餐后立即按摩。

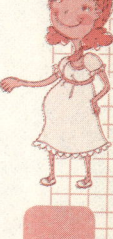

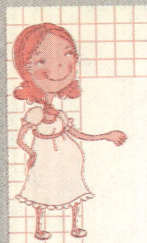

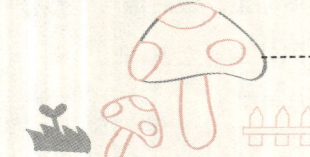

远离静电危害

生活中人们经常会碰到静电放电现象。当你在暗处脱化纤衣服时,可看到闪亮的火花或听到噼啪的响声,这就是静电放电现象。

生活中容易产生静电的物体很多,比如化纤服装、地毯、乙烯地板、涂料表面、塑料电扇、热吹风机,以及金、银、铜、橡胶、铁和木头等器具,各种家用电器尤甚。这些物体遇湿度在10%～20%的干燥天气时,最易产生静电。

静电放电时,能产生3.5万伏的高压,因其电流甚微,不会置人于死地。孕妇遇静电放电时是否会"电"着胎儿,尚无定论,但放电对人体的危害不容忽视。

当人体带静电的电压小于4 000伏时,还无感觉。大于4 000伏时,多数人会有轻微的燥热感;若长期携带这么高的静电,便会产生烦躁不安、头痛、情绪激动及心律失常等症状,原因是静电改变了人体表面的电位差,影响了心电传导,对胎儿发育不利。

考虑到以上因素,孕妇还是力求避免静电的影响为好,平时宜穿棉布、丝绸、羊毛等天然纤维的衣服,并使内外衣布料一致,避免摩擦起静电;平时多穿布鞋,少穿绝缘的橡胶鞋、球鞋,夏天在家则可赤脚走在地面上,使得身上的静电能随时通过"接触地面"而流走;家用电器要可靠接地;室内须经常保持清洁,减少灰尘停留在家具和地面上;保证必要的湿度并开窗透气,以防灰尘引起静电吸附。

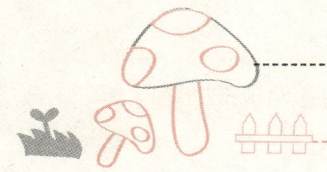

选用腹带，保持平衡

本阶段，孕妈妈的腹部已经明显凸起，身体负担相对于以前重了不少，此时，可借助腹带来减轻身体的负担。

腹带，顾名思义是绑在腹部，可以保护腹部的带状物品。它的主要作用是保持平衡，使动作更轻快。

腹带有两种，一种是带型腹带，一种是裤型腹带，目前后者比较流行，二者各有优点。带型腹带比较轻便、实用。去医院检查时，只要将腹带向上提拉就可以了；去洗手间时也不用脱下。在选择带型腹带时，最好购买棉质产品，该种产品不会刺激皮肤，一年四季均可使用。与带型腹带相比，裤型腹带的优点更多，不仅可以保护腹部，还可以预防腰痛以及减少妊娠纹的形成。裤型腹带不容易脱落，而且不会让腹部显得很突出；裤型腹带还分为长、短两种式样，可以用黏胶自行调整松紧程度。

无论哪种类型的腹带，洗的时候都不能用洗衣粉清洗，以免缩短腹带的使用寿命。

洗完后应放在阴凉处晾干，避免阳光的直接照射。

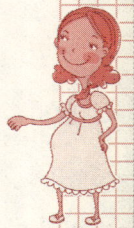

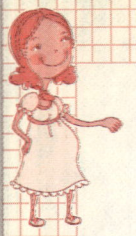

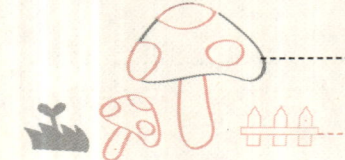

孕妈妈谨防慢性铅中毒

造成孕妈妈铅中毒的原因有很多，比如水污染、墙壁油漆、家庭装修、工业废气和汽车尾气等。游离血铅可以通过胎盘屏障，而且90％以上存储于骨骼中的铅随着孕龄的增加释放到血液中的量也会随之增加。孕妈妈被动吸烟、家庭成员接触铅、居室临近马路、居住环境周围有煤烟污染、以煤作为家用燃料、孕期食用松花蛋等，都是胎儿铅中毒的危险因素。

如果孕妈妈感到疲劳、情绪消极、腹部疼痛、心脏衰竭等，那就要到医院去作一个血铅含量检查。因为孕妇慢性铅中毒可以没有临床表现，但是却会给腹中的胎宝宝带来畸形、营养不良、脑发育迟缓等多种危害。

因此，孕期要注意充分补钙，这样可以减少骨铅的释放，从而降低胎儿铅中毒的概率。此外，还要加强自我保护意识，比如注意家庭清洁以及个人用品（染发、化妆品）的选择，少食咸鱼（易污染）、松花蛋（含铅高），注意家庭饮水安全（早晨头前5分钟的自来水含铅量较高）等均可减轻铅给胎宝宝带来的危害。

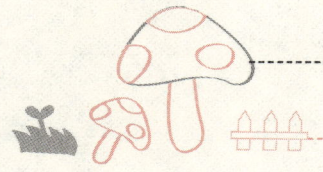

细嚼慢咽,宝宝更健康

因为受怀孕的影响,导致孕妈妈的肠胃、胆囊等消化器官所有肌肉的蠕动减慢,消化腺的分泌也会发生改变,以至于孕妈妈的消化功能减退。

到了这个阶段,孕妈妈可能会感到胃部不适、食欲减退、食量相对减少,这就需要在吃东西的时候多加注意。孕妈妈应当尽可能地多加咀嚼,做到细嚼慢咽,使唾液和食物得到充分的混合。这样做能够有效地刺激消化器官,促使其吸收更多的营养素,进而为孕妈妈和胎宝宝提供充足的营养成分。

日本的医学博士松平帮夫发表文章说:"胎宝宝到了3周,牙齿就发育了,如果此时教胎宝宝进行咀嚼练习,能提高胎宝宝的牙齿质量。"由此看来,胎宝宝牙齿的质量和孕妈妈的咀嚼节奏及咀嚼练习有很大关系。所以,如果孕妈妈吃饭的时候,总是习惯于"速战速决",那么,为了自己和胎宝宝的健康,从现在开始就要改一改这个不良习惯,养成细嚼慢咽的好习惯。

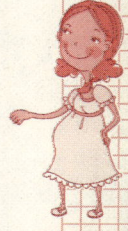

这个月的胎宝宝体重已有1100~1400克,身长为36~40厘米,几乎已经快占满整个子宫空间。他的眼睛既能睁开也能闭上,而且已形成了自己的睡眠周期。但皮下脂肪尚未充足,皮肤呈暗红色,皱纹较多,脸部如小老人一般。

有趣的是,他甚至会把自己的大拇指或其他手指放到嘴里去吸吮。尽管胎儿的肺叶尚未发育完全,但是如果万一这个时候早产,胎儿在借助一些医疗设备的前提下,已经可以进行呼吸了。

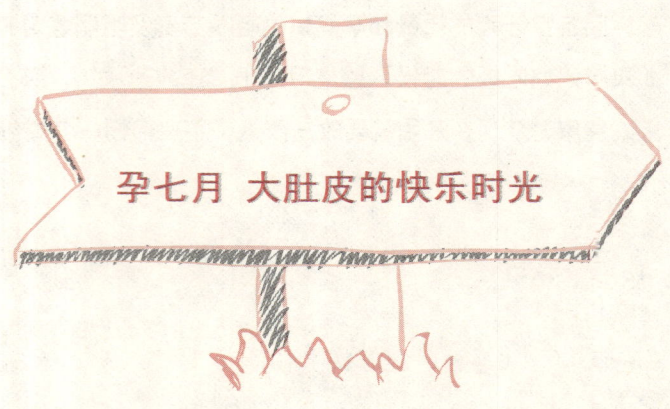

孕七月 大肚皮的快乐时光

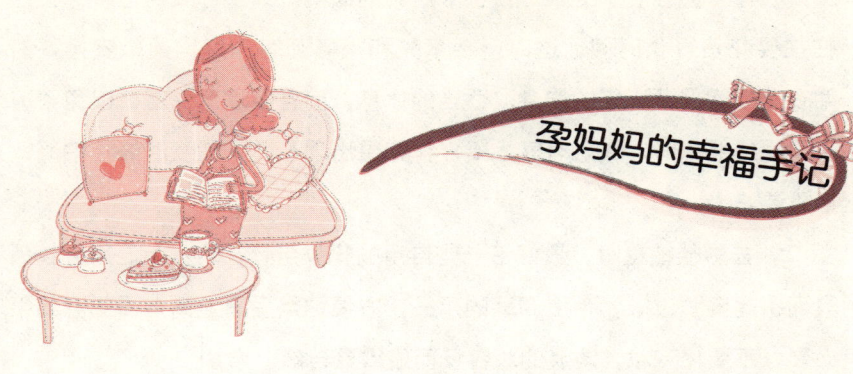

孕妈妈的幸福手记

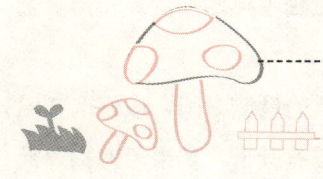

漂亮的孕期照，美好的回忆

在我还没有怀宝宝之前，就翻看过闺密在照相馆拍摄的孕期照，感觉拍得很漂亮，简直就跟杂志上的孕期明星一样。当时我就想，等我怀孕时我也要照一些美丽的孕期照，因为我认为这是我们的一段人生记录，而且很有可能这辈子就只有这一次，所以应该给这一不可复制的人生时刻留下美好的永久记忆。也许有人担心怀孕期间照相会影响到胎宝宝，其实这种担心是多余的，因为照相是利用光学原理成像，对孕妈妈和胎宝宝都不会有影响。

后来我怀孕了，我们除了去专业的照相馆照了一次，其他时候都是让老公为我拍摄，感觉效果也不错。我们就是在这个月去照相馆拍摄的，因为感觉这个时候肚子凸出的比较明显，而且身体活动也还比较方便，拍摄起来会比较轻松些。反正我在孕期拍摄的照片还不少，也算有了点经验，下面我就把我的孕期拍摄经验和各位孕妈妈分享一下！

第一，去照相馆拍摄的话，孕妈妈往往会装扮得非常华丽，摄影师、化妆师的技巧会让自己觉得更自信。在照相的过程中，孕妈妈会更换许多造

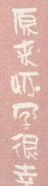

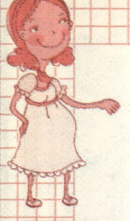

型、服装,甚至会在肚子上画上各种卡通式的图案。如果你要照这样一套照片,往往要花费很长时间,这时就要事先和摄影师等作好沟通,安排好时间,并在此期间保证正常的饮食、适当的休息,而且要注意保暖,以免着凉患病。孕妈妈照相时,最好有家人陪伴,如果出现不适,需及时终止拍照,安全最重要。

第二,去影楼拍摄时,最好带一些自用的化妆用具,防止因混用化妆品和用具而引起皮肤过敏,带上卸装的用品,方便拍照后马上清洁面部。如果没有必要,不要化浓妆,淡淡的妆容反而显得更自然、亲切。

第三,拍摄孕期照为的是留个纪念,并不是越贵越好。最好选择所有消费内容都明码标价的影楼或工作室,以免在拍摄过程中再增加额外费用。选择在你经济承受能力范围内的套系和服务。

第四,孕妈妈怀孕6~8个月时,是拍摄孕期照的最佳时间,最好选在温度适宜的暖和天气去拍照。因为拍孕期照一般要露着肚子,如果因为拍照而感冒,就有点儿得不偿失。时间应选择在一天中自己精神状态最佳的时段。

第五,当在家里拍摄时,可以把家中的某个角落布置一下,让你的老公充当摄影师。可以多拍一些照片,反正现在是数码时代,多拍些出来再挑选呗。而且拍照片是要练习的,在这个过程中你也可以准确地找到自己哪个侧面最好看。

第六,你还可以拍摄一些外景照。我就在我家公园那边照了好多。当我看到照片时我自己都很激动,没想到效果会那么好!像这样的外景照片你可以请会摄影的朋友帮忙,也可以自己和老公在公园中拍摄,将来这些都会成为你无比珍贵的回忆。

最为重要的是,在拍摄的过程中,我感觉非常快乐,并且得到了自信。我相信,只要我快乐,宝宝也一定会很快乐的,这些东西,她一定能够感受得到的。

开心作运动

当怀孕七个月时,我感觉自己的身子变得比以前笨重了,特别明显的一件事就是当我穿鞋、脱鞋时会感觉气喘吁吁的,做起事情来也是慢吞吞的。不过这并不影响我的心情,因为我本来就是一个慢性子的人,呵呵!

这时,我发现不光身体变笨,就连头脑也变得有点健忘了,在平常生活中,经常就会出现我很有目标地快步走到某处,到了之后却不知道自己来这边干吗的情况。然后我就会问老公,我说:"我要干吗来的?"他只得无语。我一直在想不知道自己的这种健忘会持续到什么时候,到底还要变多笨?如果就一直这样笨下去可怎么办啊?唉,算了,不想那么多了,套用老公的话:"到时就和宝贝一块成长吧!"

到了这个月,我感觉宝宝变得更加懂事了,每天我睡觉的时候他也睡,从来不折腾,等我睡醒后他才开始活泼起来。

由于我是那种很容易长肉的人,所以为了身材好,之前的我一直都很爱运动。自从怀孕后,我也一直保持着这个习惯,毕竟生命在于运动嘛!

前几个月当身体比较轻便时,我会偶尔做一些孕妇操,现在身体变得笨笨的了,我不敢再那么轻举妄动了,因为听说孕晚期时要注意安全,否则容易引起早产。所以我觉得这时最好的运动方式就是散步。

原本我就是一个很爱走路的人,在休息的时候我会经常去逛街,下班时我会提前一站下车,然后走回家,感觉这样也能起到锻炼身体的作用。到了这个时候,我觉得孕妈妈走路应该注意要快慢结合,边走边唱,少量多次。

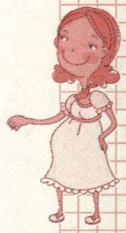

这些都是我自己总结出来的，经过了很多姐妹测试，还是很实用的。那具体是什么意思呢？下面我就给大家简单说说。

快慢结合就是指不要总是慢悠悠地走，当在公园里的小河旁，或者那些没有车辆比较安全的地方时，完全可以快步走五分钟，然后再慢步走十分钟，然后再快走。因为孕妈妈需要一定的运动量，光慢走的话真的达不到量。

边走边唱，估计大家都明白它的意思。在你走路的时候，你不用在乎别人的眼光。一边走路一边唱歌，和孩子进行交流，那样不光你会心情舒畅，就连孩子也会跟着开心的。给孩子唱歌是最好的交流方式，也可以朗诵，或者跟他说说话。这种方式可以帮助孩子养成乐观的态度。

至于少量多次，这个则与少食多餐是一个道理，孕妈妈不能一次运动量太大，建议每次走路不超过半个小时，一天若能走三次则最好。倘若你还是一位正在上班的孕妈妈，则可以利用午餐后的休息时间与下午茶的时间去楼下溜达溜达，也非常有利。

近几年来，非常流行孕期瑜伽，孕妈妈如果有空的话也可以云练习一下。总之，只要是安全的运动，孕妈妈都可以做，关键就是心态要保持乐观。

有些女性自从怀孕后就变得非常懒，总是觉得身体不舒服，懒得活动，我的一个同事就是这样，我就跟她说，其实孕期运动很重要，宝宝的健康成长也需要妈妈的运动。并且孕期如果光吃睡不运动，那很快就会变成大肥婆的。她听到这个后，害怕身材真的会走形，所以开始每天都坚持走路。她自己都说，自从坚持运动后，她发现自己整个人都变得精神了。哈哈，这也许就是运动的神奇功效吧！

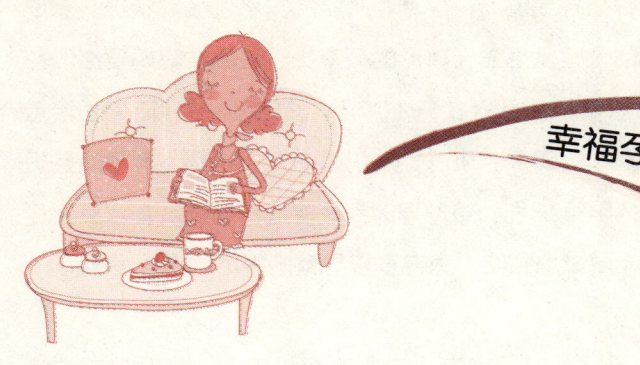

幸福孕期大讲堂

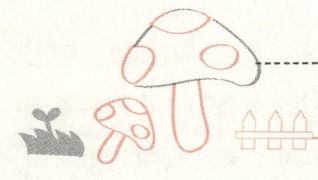

孕妈妈吃水果要限量

随着生活水平的提高，人们一年四季都能吃到各种各样的水果。有人认为怀孕期间多吃水果，宝宝生出来后皮肤会很好，于是，各种新鲜水果吃个不停。

水果新鲜多样对需要补充营养的孕妈妈来说本来是一件好事。但应该注意的是，妊娠糖尿病越来越多地出现在一些孕妈妈身上，与过量吃水果大有关系。水果中含有大量糖分，易使血糖快速升高，身体会分泌更多胰岛素来代谢糖，从而增加了肾脏负担。

妊娠糖尿病的主要表现是平时血糖值正常，但在某段时间内突然升高，可是孕妈妈自己却没有任何不适的感觉。妊娠糖尿病与进食增多、运动减少、体重增加有很大关系，而短期内食用水果过量，也能够导致该病的发生。

妊娠糖尿病不仅影响母亲健康，对宝宝的生长发育也会构成严重危害。由于母体血糖水平过高，致使胎儿长期处于高血糖环境中，体重过多增加，

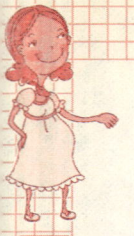

造成胎儿巨大；另外还容易导致流产、早产、死胎、羊水过多等状况。患妊娠糖尿病的孕妈妈所生的宝宝发生先天畸形的概率比一般的准妈妈要高2~3倍。而且大约30%的妊娠糖尿病患者在5~10年后会转变为慢性而无法治愈的Ⅱ型糖尿病，最终发病率达60%。所以，孕妈妈一定要特别注意预防妊娠糖尿病的发生，最好在怀孕第18周和第32周时到医院进行检查。在水果大量上市的季节，千万不要无限量地猛吃，免得直接导致妊娠糖尿病的发生。

孕妈妈要尽量少吃的水果

1.山楂：活血化淤通经，对子宫有一定的收缩作用，在怀孕早期应注意要少量食用，有流产史或有流产症兆的孕妇应忌吃，即使是山楂制品也不例外。

2.荔枝、桂圆：从中医角度来说，妇女怀孕之后，体质一般偏热，阴血往往不足。此时，一些热性的水果如荔枝、桂圆等应适量食用，否则容易产生便秘、口舌生疮等上火症状，尤其是有先兆流产的孕妇更应谨慎，因为热性水果更易引起胎动不安。

3.柑橘：柑橘品种繁多，有甜橙、南橘、无核蜜橘、柚子等。它们都具有营养丰富、通身是宝的共同优点。其汁富含柠檬酸、氨基酸、碳水化合物、脂肪、多种维生素、钙、磷、铁等营养成分，是孕妇喜欢吃的食品。可是，虽然柑橘好吃，但是却不可多食。因为柑橘性温味甘，补阳益气，过量食用反于身体无补，容易引起燥热而使人上火，患上口腔炎、牙周炎、咽喉炎等症。因此孕妇每天吃柑橘不应该超过3个，总重量在250克以内。

4.柿子：柿子性寒，有清热、润肺、生津、止渴、镇咳、祛痰等功效，适用于治疗高血压、慢性支气管炎、动脉硬化、痔疮便血、大便秘结等症。其营养及药用价值均适宜孕妇适量食用。尤其是妊娠高血压综合症的孕妇可以"一吃两得"。柿子的蒂和叶都是中药。柿蒂可以降逆气、止恶心、治疗呃逆、嗳气等。柿叶有抗菌消炎、止血降压等作用，是民间常用的草药。柿子虽然有很好的营养及医疗作用，但也有不足之处。柿子有涩味，吃多了会感到口涩舌麻，收敛作用很强，引起大便干燥。遇酸可以凝集成块，与蛋白质结合后产生沉淀。因此，吃柿子应该点到为止，以一餐一个为宜。所以孕妇可以吃柿子，但是不可以多吃。

5.猕猴桃：猕猴桃营养丰富，素有"果中之王"的美誉。爱美的孕妈妈们可多吃些猕猴桃，就不用担心怀孕后自己白皙的脸庞被黄褐斑"入侵"了。猕猴桃中含有丰富的维生素C能使你的皮肤保持白皙。此外，猕猴桃虽好，但并非人人皆宜。由于猕猴桃性寒，故脾胃虚寒者应慎食，经常性腹泻和尿频者不宜食用。食用时间以饭后1~3个小时较为合适，不宜空腹吃。先兆性流产现象的孕妈妈千万别吃猕猴桃。

6.菠萝、香蕉、玫瑰香葡萄、石榴和杏：这些水果都要适量吃。菠萝、香蕉、玫瑰香葡萄等水果含糖量都较高，肥胖、有糖尿病家族史的孕妇也应少吃为妙，以免摄入过多糖分。如果孕妇贫血，还应该少吃石榴和杏。

孕妈妈应首选糖含量相对较低的水果，如西瓜、苹果、梨、橘子、桃、葡萄等，每天吃水果也别超过500克，而妊娠期糖代谢异常或是妊娠糖尿病患者则要减半，最好等血糖控制平稳后再吃水果。另外，如果喜欢吃香蕉、菠萝、荔枝、柿子之类含糖量较高的水果，就一定要减量。吃水果的时机最好选在两餐之间吃，这样既不会使血糖太高，又能防止低血糖的发生。

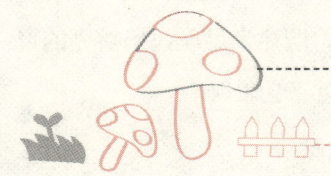

碳酸饮料危害大，孕妈妈要忌喝

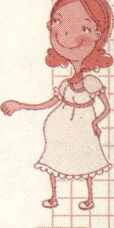

很多人都非常喜欢喝美味爽口的可乐，每当感觉燥热或者口渴的时候，咕咚咕咚地喝上几大口，真是惬意又痛快。可是需要提醒孕妈妈的是，倘若一直都喜欢喝可乐等碳酸饮料，在怀孕之后最好少喝，否则会导致宝宝的发育出现障碍。

有报道说，由于可乐饮料是一种含可乐豆萃取物的充气饮料，可乐豆萃取物中含有咖啡因，咖啡因能迅速通过胎盘作用于胎儿。因此，孕妈妈如果饮用大量的可乐，就会使胎儿直接受到咖啡因的不良影响，甚至造成先天性疾病。

专家指出，咖啡因会让人出现恶心、呕吐、眩晕、心悸等不适症状。因为胎宝宝对咖啡因十分敏感，而一些饮料中含有大量的咖啡因，甚至多达2.4%～2.6%的咖啡因、可乐宁等生物碱，所以，有的孕妈妈喝了以后会出现恶心、呕吐、心跳加快等轻微中毒症状，以致可能会影响胎儿大脑、心脏及肝脏等重要器官的发育，甚至会导致宝宝出生后患上先天性疾病，因此，孕妈妈一定要避免喝碳酸饮料。

孕妈妈干吃不胖有绝招

孕妈妈的饮食规则里有重要的一条就是少食多餐。这就意味着孕妈妈挑选的食物各个都要"精明强干"。以下几种食品，既能满足孕妈妈挑剔的胃口，又能保证低脂、低热量，只要不过量食用，就不会发胖。

低脂酸奶

酸奶富含钙和蛋白质，即便是患有乳糖不耐症的孕妈妈，对于酸奶也还是易于吸收的，而且有助于胃肠健康。

脱脂牛奶

准妈妈需要从食物中吸取的钙大约比普通人多1倍。多数食物的含钙量都很有限，因此孕期喝更多的脱脂牛奶就成了你聪明的选择。每天应该摄取大约1 000毫克的钙，只要3杯脱脂牛奶（200克）就可以满足这种需求。

麦片

为了让自己有一个充满活力的早晨，赶快把早餐的烧饼、油条换成麦片粥吧！因为麦片不仅可以让你一上午都保持精力充沛，而且还能降低体内胆固醇的水平。不要选择那些口味香甜、精加工的麦片，最好是天然的，没有任何糖类或其他添加成分在里面。可以按照自己的口味和喜好在煮好的麦片粥里加一些果仁、葡萄干或是蜂蜜。

全麦面包

把每天吃的精粉白面包换成全麦面包，就可以保证每天20～35克纤维的摄入量。同时，全麦面包还可以提供丰富的铁和锌。

绿叶蔬菜

绿叶菜是叶酸和锌的良好来源。菠菜含有丰富的叶酸和锌。甘蓝是很好的钙的来源。喜欢吃沙拉的孕妈妈，可以把沙拉的原料改革一下，加入一些深颜色的蔬菜，比如莴笋、紫甘蓝等，一定会提高这道菜的营养价值，因为颜色越深的蔬菜往往意味着它的维生素含量越高。孕妈妈也可以随时在汤里或是饺子馅里加入一些新鲜的蔬菜。

全麦饼干

这种小零食有很多用途：早上可以在床上细细地咀嚼它，能够非常有效地缓解孕吐反应；上班的路上，在车里吃上几块，可以帮助孕妈妈打发无聊的时间；办公室里，当你突然有了想吃东西的欲望，它就在你身边，方便而且不会引人注意。它是一种货真价实的迷你食品，并且会忠实地保证你一天的血糖平稳、精力充沛。

瘦肉

铁在人体血液转运氧气和红细胞合成的过程中起着不可替代的作用，孕期孕妈妈的血液总量会增加，以保证能够通过血液供给胎儿足够的营养，因此孕期对于铁的需要就会成倍地增加。如果体内储存的铁不足，就会感到极易疲劳。通过饮食补充足够的铁就变得尤为重要。瘦肉中的铁是供给这一需求的主要来源之一，也是最易于被人体吸收的。

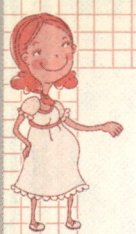

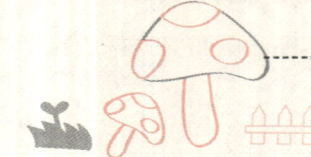

外用药也不能乱用

现代孕妈妈都知道妊娠期间不能随便吃药，否则会造成胎宝宝畸形、流产等不良后果。然而对于外用药物，有些孕妈妈认为反正不是吃到肚子里，不会对胎宝宝造成任何影响，其实这种看法是不正确的。外用药也会伤害胎宝宝。因为一些外用药能透过皮肤被吸收进血液，引起胎宝宝中毒，使胎宝宝或婴幼儿的神经系统受到损害。所以就算是外用药，孕妈妈也需提高警惕。如果有需要，在使用之前应当先向医生咨询，经医生允许后再用。

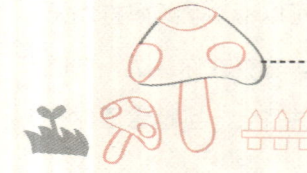

选择防晒品，安全最重要

目前市场上有很多种类的防晒产品，比如防晒霜、防晒露、防晒粉底、防晒粉条、防晒唇膏等。孕妈妈在选购防晒品的时候，要把安全性摆在首要位置。因为孕妈妈正处于特殊生理时期，一旦因使用防晒品而出现问题，在治疗和用药上免不了会对胎宝宝造成影响。

所以，在购买的时候一定要慎重一些。首先查看是否为合格产品，即化妆品的包装及产品说明书是否三证齐全，尤其是有无卫生部签发的特殊用途化妆品的批准文号，应坚决杜绝使用假冒伪劣产品。

购买功能单一的防晒品

防晒化妆品属于功能性产品，使用目的就是为了防晒。同时具有其他功能的防晒化妆品防晒效果较不明显，所以应适宜的选择购买专用防晒品。

说明书要仔细阅读

孕妈妈对阳光中的UVA最为敏感，所以在购买防晒品时，主要查看一下此品有无防UVA作用，即防止晒黑的作用。同时标注SPF值和PFA值或PA+的产品，既能防UVB又能防UVA，是孕妈妈的首选产品。

根据个人的具体情况来选择

户外活动比较多的孕妈妈要选择SPF20的产品；如果经常去游泳或是在海滩上散步，则要选用SPF值高达30的防晒化妆品；如果不经常参加室外活动，则选用SPF10的产品就可以了。

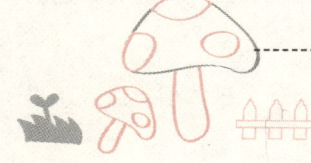

夏天孕妈妈吹空调要注意

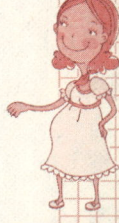

使用空调的危害

1.空调系统的积尘和细菌，对孕妈妈和胎儿危害大。近日卫生部的一份调查显示，在对60多个城市的空调系统的风管积尘量和积尘中细菌含量进行检测，有严重污染的空调风管占47.11%，中等污染的占46.17%，合格的仅占6.12%。这些家电积尘极易滋生霉菌，生长螨虫。轻则使人头痛头晕、浑身乏力，引起人体过敏反应，感染鼻炎、咽喉炎等呼吸道疾病，重则感到胸闷，出现死婴、畸形儿等。

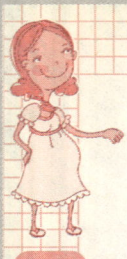

2.夏天室内外温度差别比较大，孕妈妈很容易患"热伤风"，症状就像感冒，也会流鼻涕、鼻塞、发烧、头痛等。

☕ 使用空调的好处

1.夏天热气重，孕妈妈比常人更容易发热出汗，如果散热不及时，对母子的影响会很大。所以空调只要吹得得当还是很有好处的。

2.夏天孕妈妈胃口会变差，如果使用空调，对孕妈妈胃口的影响就会大大减小。

☕ 孕妈妈使用空调时的注意事项

1.要及时清洗空调水箱等死角，以防细菌和病毒，尤其是长时间不开机前要清洁。

2.室温避免过低，以防感冒，将空调的温度定在23~28℃，室内感觉微凉就可以了。切忌温度太低和室外温差太大。

3.孕妈妈使用空调时，要经常开窗换气，以确保室内外空气的对流交换。一般开机1~3个小时后关机，然后打开窗户将室内空气排出，使室外新鲜空气进入。

4.孕妈妈皮肤的毛孔比较疏松，容易受风，在空调房里，要避免自己的位置直吹到空调的冷风。

5.关空调后不要马上走出空调房，等室温稍微回升，身体相对适应了再走出房间。

6.从空调房到室外（办公室、空调车），可以捏着鼻子走出去（屏住呼吸大概5秒钟），让皮肤先适应室外的温度，这样可以减少感冒的可能。

7.晚间使用空调时最好穿一件薄的棉长袖上衣。

解除皮肤瘙痒有对策

孕妈妈感到皮肤发痒，尤其是胸、腹和腿部，有可能是因为孕妈妈的内分泌改变，皮肤变得比未怀孕的时候敏感。但也不排除孕妈妈代谢快，表皮脱落，没有及时洗澡而引起皮肤瘙痒，如果是这种情况，就要勤洗澡。如果不是卫生问题，就要到医院检查有无糖尿病，有无肝胆疾病引起的黄疸，这两种病都可以引起全身皮肤瘙痒。

很多健康的孕妈妈从怀孕中期开始出现皮肤瘙痒。皮肤瘙痒常是首发症状，80%在怀孕7个多月后开始出现，从轻度瘙痒直到严重的全身瘙痒，通常最先发生在手掌和脚掌，渐渐延至四肢和胸、腹、背部，少数人累及面部，夜间比白天严重些。大约20%的孕妈妈，瘙痒发生后2~3周，可出现尿黄和巩膜黄疸，影响孕妈妈的休息，但分娩后瘙痒的症状会逐渐消失。这到底是什么原因呢？这是一种妊娠期内出现的黄疸，其中有40％是由于病毒性肝炎引起，20％由于妊娠期肝内胆汁郁积引起。在妊娠期，大量雌激素可损害肝脏的排泄能力而导致肝内胆汁郁积。其临床表现为：可有或无病毒性肝炎的前驱症状，比如低热、恶心、呕吐、食欲不振以及肝区疼痛；实验室检查血清丙氨酸氨基转移酶轻度增高，血清胆红素中度增高；在妊娠后期出现皮肤瘙痒，瘙痒后1~2周就会出现全身黄疸，但一般情况良好。分娩后瘙痒和黄疸逐渐消除。但是再次妊娠后上述表现又可出现。医学上将这种病症称为"妊娠期肝内胆汁郁结症"。

这种病对腹中宝宝的危害性很大，容易造成宝宝宫内缺氧，特别是在临

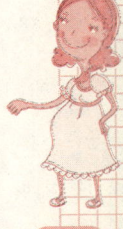

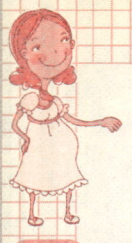

产时缺氧现象比较明显，并且容易导致孕妈妈发生早产和产后出血过多。所以，孕妈妈一定要引起重视，及时去妇产科作检查，特别是在临产期更不可大意。如果发现孕妈妈有异常，应当加强监护，确保孕妈妈和宝宝的平安。千万不要以为是皮肤病而直接去找皮肤科医生看，如果到了快临产的时候才发觉，就已经贻误了防治时机。

有些孕妈妈只是腹壁皮肤感到瘙痒，这是由于腹壁过度伸展出现妊娠纹及腹壁的感觉神经末梢受到刺激的缘故，并非为胆汁郁积所致。所以，治疗时要对症治疗，千万不要盲目地采取同样的方法。

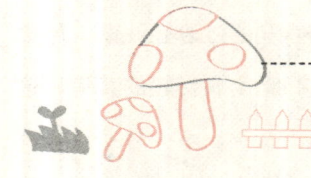

孕期鼻炎勿小看，治疗要及时

怀孕期间，孕妈妈经常会出现鼻子不通或者鼻子阻塞的症状，根据统计，有32％的孕妈妈会出现鼻炎症状，这大多数是因为内分泌的变化而引起的。

鼻黏膜中有丰富的血液供应和容纳血液的海绵窦组织，如果鼻黏膜充血肿胀，就会出现鼻子不通或者鼻腔完全阻塞的情况。怀孕期间，孕妈妈体内开始分泌绒毛膜促性腺激素，体内的雌激素、黄体激素也在增加，这些激素都会使得鼻黏膜血管充血，扩张黏膜肿胀。

如果出现鼻子阻塞，孕妈妈应当立刻去医院治疗，听从医生的安排，千万不要自行乱用药物。因为有些滴鼻药物，比如滴鼻净、麻黄素等会对孕妈妈不利，抗组织胺激素也会影响胎宝宝的发育。如果出现了流鼻血，多数情况是和内分泌紊乱有关。不过，流鼻血经常伴有妊娠性鼻腔血管瘤、妊娠高血压及妊娠毒血症。所以，孕妈妈千万不要把鼻炎当成小病来处理，以免贻误病情。

多吃补品，利少弊多

有不少怀孕的妇女，在孕期经常吃些人参、桂圆之类的补品，以为这样可使胎儿发育更好，将来能生一个健康又聪明的小宝宝。然而事实上，这些补品对于孕妈妈和胎儿来说，都是利少弊多的，还有可能会造成苦果。

中医认为，妇女在怀孕后月经停闭，脏腑经络之血皆注于冲任以养胎，全身都处于阴血偏虚、阳气相对偏盛的状态。古代医学曾经把孕妈妈的主要生理变化概括为"阳常有余，阴常不足"、"气常有余，血常不足"，所以，很容易会出现"胎火"。这时，应适当服用些清热养阴或清润平补的食物，才能协调孕妈妈机体的阴阳气血平衡。

人参是大补之品，孕后久服或者用量过大，就会很容易导致气盛阴耗，阴虚则火旺。到了妊娠中、晚期，由于胎儿的压迫等负担，孕妈妈往往出现高血压、水肿，此时如进大补之品，结果不仅对胎儿和孕妈妈无益，反而会火上浇油，加重孕妈妈呕吐、水肿、高血压等现象，也可促使阴道出血、流产或胎儿窘迫等。有人作过调查，发现有很多先兆流产的人是因为吃了人参、桂圆所致。现代药理研究发现，黄芪具有升提、固涩、利水的作用，如果在妊娠晚期服用，则会干扰胎儿正常下降，并引起难产。除此之外，还有鹿茸、鹿胎胶、鹿角胶、胡桃肉等也属温补助阳之品，孕妈妈也应忌服。如果病情需要，也应在医生指导下服用。

至于其他补品，孕妈妈可本着"产前宜凉"的原则酌情选用清补、平补品。若孕妈妈脾胃功能良好，食欲正常，没有恶心、呕吐和腹泻，可以适量

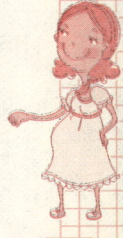

服用阿胶，有利养血安胎。总的原则是，加强孕妈妈饮食，增强营养，不要轻易服用补品。

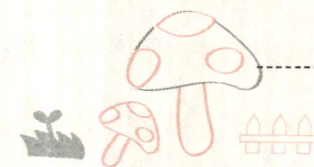

孕妈妈妊娠水肿的食疗方法

孕妈妈由于下腔静脉受压，血液回流受阻，在妊娠后期，足踝部常常会出现体位性浮肿，经过休息后消失。如果休息后浮肿仍不消失，或浮肿较重又无其他异常，称为妊娠水肿。可食用以下食品缓解及治疗：

 冬瓜

冬瓜富含碳水化合物、淀粉、蛋白质、脂肪、胡萝卜素、钙、磷、铁以及多种维生素等。其肉质细嫩，水分丰富，性寒味甘。有利尿消肿、去暑解闷、解毒化痰、生津止渴之功效。对妊娠水肿及各种原因引起的水肿、肝炎、肾炎、支气管炎的食疗效果好。

取鲜冬瓜500克，活鲤鱼1条，加水煮成冬瓜鲜鱼汤，味道鲜美，可治妊娠水肿及小便短赤。

 西瓜

西瓜瓤多汁甜，有"瓜果之王"的美称。它富含水分、果糖、维生素C、钾盐、苹果酸、氨基酸、胡萝卜素等营养成分，具有清热解毒、利尿消肿的作用。

 鸭肉

鸭肉性平和而不热，脂肪高而不腻。它富含蛋白质、脂肪、铁、钾、糖等多种营养素，有清热凉血、祛病健身之功效。不同品种的鸭肉，食疗作用不同。其中青头鸭肉通利小便，补肾固本，常吃可利尿消肿。对于各种水肿，尤其是妊娠水肿有很好的治疗作用。有慢性肾炎病史的孕妇常吃，可有效地保护肾脏。

 猪腰花

猪的肾脏的俗称，有滋肾利水的作用，适宜孕妈妈偶尔食用以滋补肾脏。但需注意在食用动物肾脏之前，一定要将肾上腺割除干净。清洗腰花时，可以看到白色纤维膜内有一个浅褐色腺体，那就是肾上腺。它富含皮质激素和髓质激素。如果孕妈妈误食了肾上腺，其中的皮质激素可使孕妈妈体内血钠增高、排水减少而诱发妊娠水肿。髓质激素可促进糖原分解，使心跳加快，诱发妊娠高血压或高血糖等疾患。同时会出现恶心、呕吐、手足麻木、肌肉无力等中毒症状。因此，吃腰花时，必须割除肾上腺。

 荸荠

荸荠又称为地栗。果实呈扁圆球形，肉质白嫩，脆甜多汁，鲜美爽口。它富含淀粉、蛋白质、脂肪、钙、磷、铁、硫胺素、尼克酸、胡萝卜素及多种维生素等营养成分。把它鲜食当水果，胜似生梨；煮熟成佳肴，荤素皆宜。

祖国医学认为，荸荠性甘味寒，入肺、胃三经。有清心泻火、润肺凉肝、消食化痰、利尿明目之功效。碧绿的荸荠茎苗，其药名称为"通天草"，性凉味苦，有清热解毒、补肾利尿的作用。孕妈妈常吃荸荠，可以防治妊娠水肿、妊娠期间并发的急、慢性肾炎，妊娠合并肝炎等疾患。

荸荠加海带适量煮汤，被称为"二仙饮"，可以防治妊娠期间的缺碘、妊娠水肿、妊娠高血压及痔疮便血等症。

取荸荠、鲜藕、白萝卜各200克，洗净切片煎水同服，每日一剂，可以治疗妊娠水肿。将荸荠榨汁当茶饮，可治疗咽喉炎、舌炎及声音嘶哑。

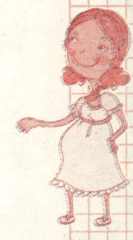

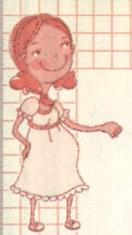

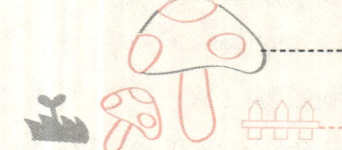

孕妈妈要防早产

虽然孕妈妈和准爸爸都想早点见到宝宝，可是宝宝提早出来可真不太好。早产对宝宝的生命威胁较大。因为身体未完全发育好，各器官发育不成熟，有可能引起一系列的病症和生命危险。并且早产儿需要很好地护理和比较高的医疗技术支持，才能健康地成长起来，如果医疗条件差，死亡率还是比较高的。无论如何，早产儿总不如足月儿，早产儿的生命质量会受到不同程度的威胁。所以，预防早产是重要的，孕妈妈不要忽视这个问题。

要预防早产，孕妈妈在日常工作生活中须注意以下几点：

1. 调整性生活；不要动怒；洗澡时间不要过长，以免劳累。

2. 不要过劳，保证充足的睡眠和休息；有职业的孕妈妈，可能会一直等到动产时才能休假，要注意工作强度，如果感觉累，就提前休假。

3. 长时间逛街是不明智的；不适合长途旅行或远足郊游。

4. 不要异常扭动身体；不要做从来没有做过的运动；不要突然改变体位，如突然从座位上起来，或听到电话铃声就突然跑去接听。

5. 家里刚拖完地时，不要走动；拖地时不要使用肥皂水或其他能使地板打滑的东西；木地板也最好停止打蜡；穿非常合适的鞋子，即使在家也不要穿拖鞋。

6. 下楼梯，或走凹凸不平的路时，要注意重心；雨雪天气不要外出。

7. 不要到人多的地方或上下班高峰时外出。

8. 如果产前检查时，医生告诉你需要休息，一定要听医生的话。

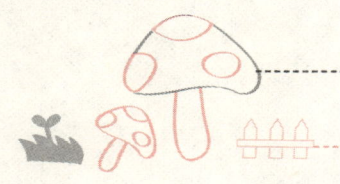

孕妈妈缓解尿频的方法

孕妈妈于孕期中，特别是在怀孕初期与后期，都容易有尿频的症状发生。一是由于怀孕后母体的代谢产物增加，同时婴儿的代谢产物也要由母体排出，因而大大增加了肾脏的工作量，使尿量增加。二是由于妊娠早期和晚期，增大的子宫或胎头下降压迫膀胱，使膀胱的容量减少，引起小便次数增多，而且总有尿不完的感觉。怀孕越到后期，肾脏的工作量也会逐日增加。这是因为，怀孕时妈妈对胎儿包吃、包住、包清洁，如果母体虚弱，就有可能不胜负荷。当然也有的孕妈妈小便少且痛，是因为孕妈妈本身性生活不知节制、不注意清洁，以至被感染，或者因吃太多辛辣、燥热的食物，改变自身生态环境使细菌大量滋生。

孕妈妈要缓解孕期频尿现象，可从日常生活和饮水量改变做起。也就是说，平时要适量补充水分，但不要过量或大量喝水；外出时，若有尿意，一定要上厕所，尽量不要憋尿，以免造成膀胱发炎或细菌感染。但是如果发现小便浑浊，或出现尿痛的感觉，则有可能是尿路感染，应及时就医，作进一步的检查和必要的治疗。

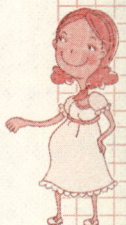

这时胎儿的身长为40~44厘米，体重为1 700克左右，头围在30厘米左右，羊水量增加速度减缓，胎儿生长迅速。32周末时，胎儿已没有自由活动的余地，胎位相对稳定，身体蜷曲，因头重自然朝下，此为正常胎位。腹壁紧的初产妇此时胎头开始入骨盆。此时胎儿面部胎毛开始脱落，皮肤深红色，胎脂较多，有皱褶；以脑为主的神经系统及肺、胃、肾等脏器的发育近于成熟；听力增强，对外界强烈的音响有反应。

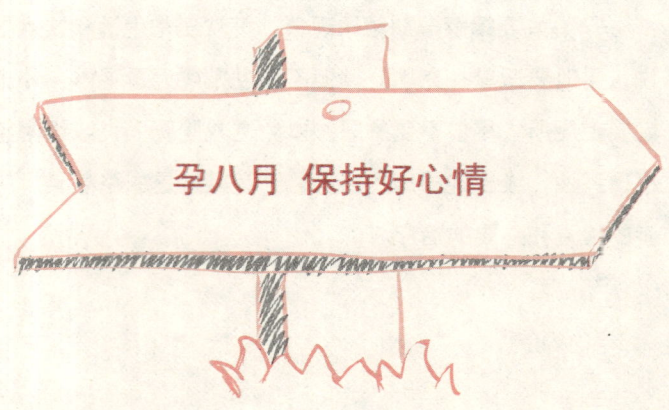

孕八月 保持好心情

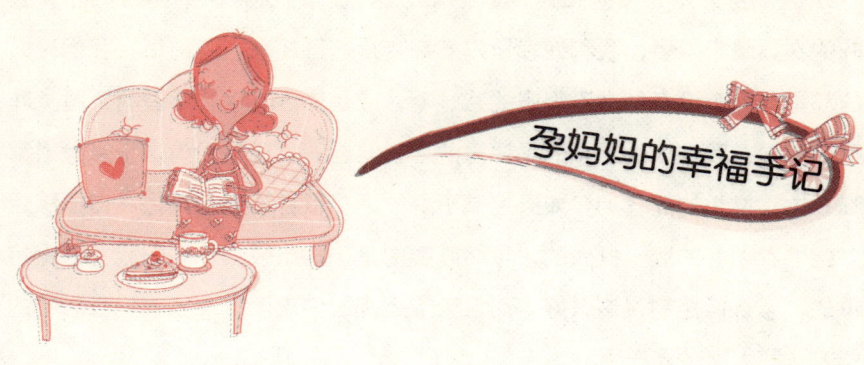

孕妈妈的幸福手记

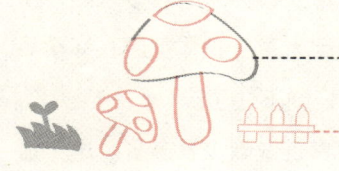

我的体形像"青蛙"

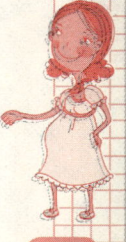

我最喜欢逛街了，不过最近我开始走路跌跌撞撞，还会丢三落四。我丈夫都笑我，还叫我最好不要去瓷器店。还好，他没有说我像头大笨牛。不过他们都说我的体形倒像一只可爱的"青蛙"，就是大肚子，细胳膊细腿，而且每次检查，宝宝也都很健康。这点令我感到很高兴，因为这意味着我的体重并没有超重。医生说，等我生完宝宝后，身材就能很快恢复的。每当想到这些我就欣喜不已，因为怀孕之前我是一个比较注重外在形象的人，就怕自己身材因怀孕而走形得要命，这下我就不用担心了，呵呵。

可以说吧，我现在算是孕妇中身材比较苗条的一个了，而且宝宝长得也很健康。这是由于我在怀孕之前本身底子打得就比较好，孕后又一直非常注意体重问题的缘故。可婆婆对我的做法不太满意，她说怀孕了就应该大吃大喝，这样孩子才能营养充足，才能长得壮。我也没法跟她唱反调，只得嘴里一边应着说我吃得很多了，一边跟她讲些育儿书上所说的，怀孕全程体重增长不超过25斤就行了。

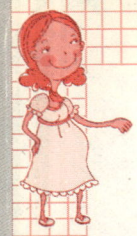

从这个月开始，我是每两周就必须去医院作一次全面的孕检。随着去医院的次数越来越多，我和许多孕妈妈都变得熟悉起来。以前每次我们碰面说的都是最近有没有什么不舒服的感觉啊，或是最近吃饭香不香啊，睡觉咋样啊，而现在我们谈的更多的是体重的增长问题。主要是因为这个月大家都面临着体重增长的高峰期，如果控制不好的话，很容易患上妊娠高血压综合症。她们看到我的肚子挺大的，可胳膊腿倒是仍然比较细，都问我怎么保持体重的，怎么能控制得这么好，而且宝宝还那么健康。下面我就把我总结的一些方法和大家分享一下。

首先，就是孕早期时不要把自己一下子吃成一个胖子。我记得孕早期过后，有一段时间胃口变得非常好，很有食欲，每天都会想吃好多东西，所以这个时候一定要注意不要随心所欲地吃太多。因为真正长体重还在怀孕后期，如果孕前期长得太多，那么到了孕后期就会控制不住了。

其次，我认为控制体重比较好的方法就是要真正做到少食多餐。这个道理或许大家都明白，可是能真正做到的人并不多。但是亲爱的孕妈妈们，你们要想控制住自己的体重，那就要遵循这个原则。如果你面对山珍海味无法自拔，那就想想宝宝的健康，想想产后的艰难恢复，那样你多少都会控制点自己的食欲的，少吃一些。让我们一起来少食多餐，控制体重吧！

最后，就是孕妈妈们在平时的日常生活中一定要做一些力所能及的事情。由于我老公会经常出差，所以我在家里时要经常自己做饭，自己洗衣服，自己收拾屋子，等等。我经常会羡慕那些被人照顾的孕妈妈，可是时间长了，我发现怀孕时经常做一些力所能及的事情有一个非常好的作用，那就是可以帮助我坚持运动，这样就能很好地控制体重了。而有些女性朋友一旦怀孕了就变得很懒，整天只想吃睡，这可不是一个好现象啊，要想控制体重，怀孕之后一定不要变得太懒啊！

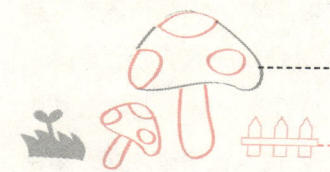

宝宝性格妈妈做主

我之所以要说这个话题，主要是因为这个真的是很重要的。

相信大家都听过"性格决定命运"这句话，性格在人生的发展中起着举足轻重的作用。而人的性格其实早在胎儿期就已经基本形成了，这一点已被专家们所证实。性格是儿童心理发展的一个重要组成部分，因此，在怀孕期注重胎儿性格方面的培养就显得非常必要。

胎儿性格的形成离不开生活环境的影响，而妈妈的子宫是胎儿的第一个环境，在这个环境里的感受将直接影响到胎儿性格的形成和发展。而妈妈的子宫环境与其性格也有很大关系。许多研究表明，孕妈妈的精神状态、情感、行为、意识可以引起体内激素分泌异常，进而影响到胎儿的性格形成。

如果孕妈妈有忧郁心情，缺乏活力，那么所怀的宝宝出生后就会好委屈，长时间啼哭，长大后就易感情脆弱、郁闷。如果孕妈妈能正确对待孕期反应带来的烦恼，积极、坚强地克服怀孕后期和分娩中的痛苦，这种坚强的意志就会影响到胎儿，为胎儿出生后能有自尊自强、勇于与困难作斗争的好性格打下基础。这种说法的确是科学的。比如我弟妹是一个脾气比较急躁的人，有不好的突发事情发生，她总是着急上火，而不是冷静面对，有时会控制不住自己的情绪，也无法调整好自己的心态，甚至在怀孕的时候还和我弟吵架。等后来她生下我小侄女后，我发现我小侄女的性格也有点急躁，不顺她心她就会哭闹，如果她要吃的，你给慢了她就会着急吵闹。而我女儿的性格就和我的相似。我是一个性格比较温和的人，从不和别人拌嘴，在整个孕

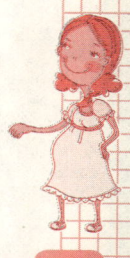

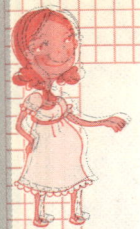

期我一直都是很平静、开心地过来的。后来女儿出生后,不像别人家的小孩夜里会大哭,她只哭那么几声,一旦把她弄舒服了,她就会乖乖地睡觉。从来不爱哭,很爱笑,而且饿了也不会哭得很急。一岁多时就不再尿床了,而且还能自己上厕所。亲朋好友没有不喜欢她的,因为她真的很乖巧懂事。通过我女儿和我小侄女的对比,就能看出这种科学说法是正确的了。

所以,身为孕妈妈,要想肚中的宝宝有一个好性格,首先要以身作则才行,正所谓育儿要先育己。在怀孕期间应注意不要把不良情绪传递给胎宝宝,而自身和家人则应注意做到以下几点:

1.要尊重、关心孕妈妈。通过温馨和睦的家庭气氛、充足有益的休息等,创造有利于优孕、优生的生活条件和客观环境。

2.孕妈妈要加强自身修养,多听一些优雅的音乐、多看美好的风景和图片,时刻使自己保持一个平和的心态,切忌暴躁、恐惧、忧郁和过度兴奋。

3.要形成良好的生活习惯,不去闹市区和危险区。

4.怀孕之后不把自己当病人。怀孕是人生中的一个正常过程,如果孕妈妈总是觉得自己这里不舒服、那里很难受,尤其是到了孕后期,身体渐渐地沉重起来,很多时候都要靠我们的意志力挺过来。如果我们在自己特别不舒服的情况之下,还能讲段子,还能嘻嘻哈哈,这就说明其人的生活态度是积极的。而孕妈妈就得有这样的生活态度,因为只有你阳光了,乐观了,孩子才会跟着阳光和乐观。

所以,身为孕妈妈的姐妹们,应当把眼光放远一点,为了孩子的一辈子,咱们要快快乐乐地做孕妇才是。

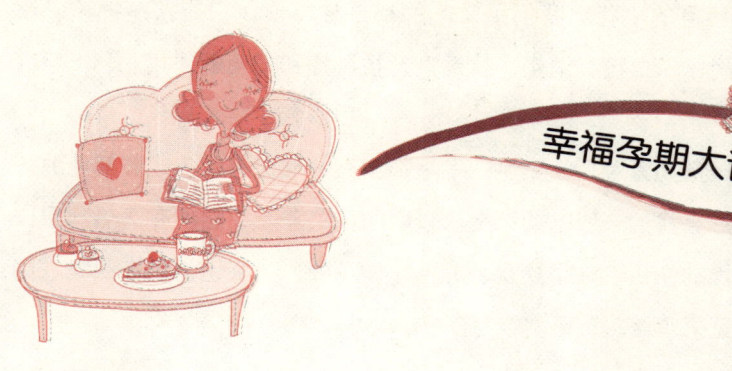

孕妈妈可适量吃些野菜

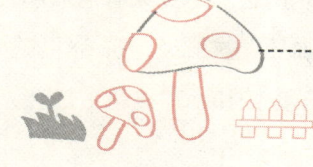

野菜营养丰富，与栽培蔬菜比较，蛋白质高20%，矿物质达数十种之多且含量高。以蕨菜为例，铁质为大白菜的13倍，胡萝卜素为其2倍，维生素C为其8倍。至于叶酸，每100克红苋菜含量高达200微克，超过叶酸之冠——菠菜。所以孕期的餐桌上若添一碟野菜，无疑为孕妇和肚中的胎儿增添了一条营养供给渠道。此外，野菜污染少，味道也佳，可刺激食欲，减轻厌食症，故值得提倡。

 蕨菜

蕨菜又名蕨儿菜、龙头菜，在野菜中比较常见。蕨菜叶是卷曲状时，说明它比较鲜嫩，老了后叶子就会舒展开来。吃蕨菜能起到清热滑肠、降气化痰、利尿安神的作用。干蕨菜或用盐腌过的蕨菜在吃前最好用水浸一下，使它复原。常见的吃法有滑炒脊丝蕨菜、蕨菜扣肉、凉拌蕨菜等。

 桔梗

桔梗又叫明叶菜、和尚帽，朝鲜族人所说的"道拉基"就是它。它的

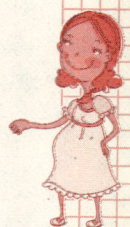

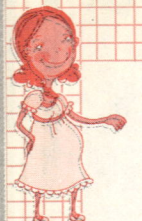

枝端能够开出蓝色的小花。我们平常吃的都是桔梗根，它有祛痰镇咳、镇痛、解热、镇静、降血糖、消炎、抗溃疡、抗肿瘤和抑菌的作用。

苋菜

苋菜的根一般为紫色或淡紫色；茎上很少有分枝，有绿色或淡紫色的条纹；叶子为卵形。我们一般吃的都是比较嫩的苋菜茎叶，它们有清热利尿、解毒、滋阴润燥的作用。除了炒食、凉拌、做汤外，苋菜也常用来做馅。比如凉拌苋菜、苋菜鸡丝、苋菜水饺等。

水芹

水芹菜又叫水芹、河芹。它的茎是中空的，叶子呈三角形，花是白色的，主要生长在潮湿的地方，比如池沼边、河边和水田边。水芹菜有清热解毒、润肺、健脾和胃、消食导滞、利尿、止血、降血压、抗肝炎、抗心律失常、抗菌的作用。我们常吃的有猪肉炒水芹、水芹羊肉饺和水芹拌花生仁。

马齿菜

马齿菜，又叫马齿苋、长寿菜。药用功能是清热解毒，凉血止血。因为它含有丰富的去甲肾上腺素，能促进胰岛腺分泌胰岛素，调节人体糖代谢过程、降低血糖浓度、保持血糖恒定，所以对糖尿病有一定的治疗作用。此外，它还含有一种叫做3-W的不饱和脂肪酸，能抑制胆固醇和甘油三酸酯的生成，对心血管有保护作用。它的吃法有很多种，焯过之后炒食、凉拌、做馅都可以。比如马齿菜炒鸡蛋，蒸马齿菜馅包子，或煮点清热止痢的大蒜马齿菜粥。

蒲公英

婆婆丁，又叫蒲公英，很多人都在野外见过。它的花粉里含有维生素、亚油酸，枝叶中则含有胆碱、氨基酸和微量元素。婆婆丁的主要功能是清热解毒、消肿和利尿。它具有广谱抗菌的作用，还能激发机体的免疫功能，达到利胆和保肝的作用。把它焯过后生吃、炒食或做汤都可以，比如海蜇皮拌婆婆丁、婆婆丁炒肉丝，还能配着绿茶、甘草、蜂蜜等，调成一杯能够清热解毒、消肿的婆婆丁绿茶。

荠菜

荠菜的花期在4~6月，田边地里，人们经常能看到星星点点的白色荠菜花。它的主要食疗作用是凉血止血、补虚健脾、清热利水。春天摘些荠菜的嫩茎叶或越冬芽，焯过后凉拌、蘸酱、做汤、做馅、炒食都可以，还可以熬成鲜美的荠菜粥。

苦菜

苦菜的学名叫取麻菜或苣荬菜。茎呈黄白色；叶片为圆状披针形，表面绿色，背面灰绿色；花鲜黄色，舌状。晒干了的苦菜中含有丰富的钾、钙、镁、磷、钠、铁、锰、锌、铜等元素。苦菜能够清热燥湿、消肿排脓、化淤解毒、凉血止血。比较常见的吃法有蒜茸拌苦菜、酱拌苦菜、苦菜烧猪肝等。

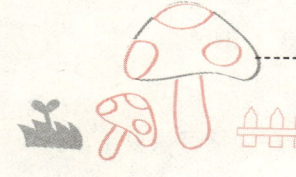

柑橘类水果不可过量食用

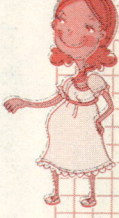

据测定，500克橘子中含有维生素C 250毫克、B族维生素27毫克，维生素B_1的含量居水果之冠。柑橘所含的矿物质以钙为最高，磷的含量也超过大米。柑橘的皮、络都是有名的中药。常吃柑橘可以预防坏血病及夜盲症。所以，建议孕妈妈可多吃些柑橘。

但是，多吃并不代表要过量食用，因为柑橘性温味甘，补阳益气，过量食用反而会对身体无益，容易引起燥热而使人"上火"，造成口腔炎、咽喉炎等。一次或者多次食用大量的柑橘后，身体内的胡萝卜素会明显增多，肝脏来不及把胡萝卜素转化为维生素A，使皮肤内的胡萝卜素沉积导致皮肤呈黄疸样改变，尤其以手及脚掌最明显，常伴有恶心、呕吐症状。所以孕妈妈每天吃柑橘不应该超过3个，总重量在250克以内。

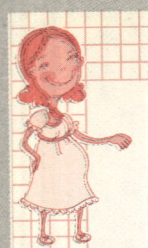

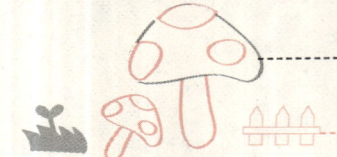

糖尿病孕妈妈的饮食疗法

以我国目前大多数家庭的经济水准及营养状况来看，尤其是在城市中，怀孕期间大可不必担心胎宝宝会因母体营养不足而产生发育不良。相反的，要小心妊娠期糖尿病的发生。它所造成的胎儿过度生长，对胎儿和孕妈妈未来身体健康的影响，结果往往出乎意料。明智的孕妈妈一定要小心你的嘴，多动动你的腿，在合理饮食的同时，多作相应的运动，保证母体自身的健康。

妊娠期糖尿病的4大危害

大多妊娠期糖尿病会不治而愈，90%的产妇分娩后血糖可恢复正常。但妊娠期糖尿病属于高危妊娠，出现并发症的可能比正常妊娠高，对孕妈妈和胎宝宝的健康都很不利。

（1）虽然糖尿病本身不会导致胎宝宝"巨大化"，但由于怀孕期间孕妈妈体内难以产生足够的胰岛素使血糖水平保持正常，血糖控制不理想，就会通过胎盘源源不断地供应给胎儿，造成胎儿的过度生长。巨大婴儿（4千克以上的新生儿）在分娩过程中往往会增加难产率和产伤率，宝贝出生后，由于来自母体的血糖供应中断，但其本身体内制造的胰岛素仍持续作用，因此比较容易出现新生儿低血糖和电解质不平衡的现象。

（2）妊娠合并糖尿病引起胎儿畸形，畸形率是正常孕妈妈所生宝贝的3倍，畸形主要与孕早期的高血糖现象、酮症酸中毒等有关。还会引起胎儿早产、成熟较晚，甚至患上呼吸紧迫综合症等。

（3）妊娠合并糖尿病对孕妈妈的危害也很大，如果血糖控制得不好，会引起流产，流产率高达30%，还会引起妊娠高血压综合症、羊水过多（比正常孕妈妈高3~5倍）、出现酮症酸中毒等情况。会加大胎儿的死胎、死产率。

（4）根据追踪调查统计，患妊娠糖尿病的孕妈妈在20年后有一半以上会发展为非胰岛素依赖型糖尿病，特别是那些体重过重的孕妇。

如何预防妊娠期糖尿病

有效预防妊娠期糖尿病的办法只有一个：维持正常的体重、补充必需的营养素。

这就需要孕妈妈在医生的指导下科学饮食，加强血糖监测和控制。一般来说，孕前体重正常的女性在整个孕期体重增长应控制在10~12千克；孕前体重过轻的女性（小于理想体重的80%），在整个孕期可以增加12~18千克；孕前体重过重的女性（大于理想体重120%），孕期体重增长应控制在8~10千克。

如何尽早发现孕期糖尿病

糖尿病的症状是：三多（吃得多、喝得多、尿得多）、一少（体重下降）、一高（血糖高）、一现（尿糖现）。

但由于孕期的生理需要，孕妇的食物量增多，糖尿病的早期症状容易被忽略。所以，为了便于早期发现糖尿病，在怀孕24~28周时需要进行葡萄糖的筛查试验。在临床病例中，有些孕妈妈自己觉得体重控制较好，没有不良状况，常常不理解为什么要作此项检查，或干脆不作，结果耽误了早期发现的机会，追悔莫及。所以建议孕妈妈一定要按照医生列出的产前检查项目进行检查，特别是有以下情形的孕妈妈更加需要注意，尽早进行筛查试验：

（1）孕妈妈年龄超过30岁，年龄愈大，愈是高危人群；

（2）近亲中有糖尿病人，即有糖尿病家族史；

（3）肥胖；

（4）反复自然流产；

（5）曾有过找不到原因的早产、死胎、死产，新生儿死亡史和畸形史；

（6）孕妈妈患有慢性高血压病；

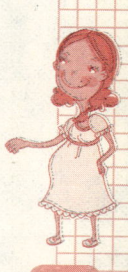

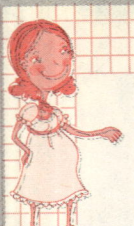

（7）尿糖阳性；

（8）反复发生感染；

（9）妊娠胎儿大于孕周或分娩过巨大儿；

（10）羊水过多；

（11）有多食、多饮、多尿等情况。

如果发现异常，就应继续进行糖耐量的试验。

糖尿病孕妈妈的饮食疗法

由于降糖药具有潜在的致畸可能，妊娠期糖尿病患者的治疗主要以食疗为主，一般糖尿病孕妈妈需要住院1~2周，医生会请营养师根据孕妈妈的体重状况和热量需求列出孕妈妈应吃的食物种类和量，并密切地追踪血糖值。

1.控制碳水化合物的摄入量。碳水化合物就是我们平时所食的大米、面粉、小米等主食。结合孕妈妈体重，一般每日控制在250~300克。

2.注意蛋白质、脂肪的摄入量。蛋白质按每千克体重每日进食1克，脂肪以植物油为主。

3.多进食新鲜蔬菜。在饮食中增加西红柿、黄瓜、小白菜、菠菜、芹菜、冬瓜、韭菜、卷心菜，等等。

4.有限制地吃水果。一般选择含糖量低的水果，比如梨、橘子、苹果、猕猴桃等。

5.避免食用人工甜味剂。在日常饮食中要拒绝食用糖精。

6.调整饮食口味，以清淡为宜。怀孕使得一些孕妈妈非常喜欢肥腻、辛辣、刺激性的食物，本来也无所谓忌口，但是对于患有糖尿病的孕妈妈来说，必须割舍所好。

7.少食多餐。每天分5~6次用餐，定时定量地进食可以有效地控制血糖，避免酮血症的发生。

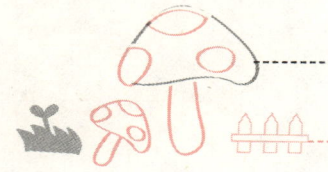

孕晚期静脉曲张勿惊慌

有些妇女怀孕几个月后，下肢肿胀，迈步有沉重的感觉，这种现象是由于下肢静脉曲张引起的水肿，叫做妊娠晚期生理水肿。

孕妈妈在妊娠期的静脉曲张多见于下肢静脉，一般有病理性和继发性两种：

（1）病理性可由先天性静脉管薄弱引起，也可由于长期局部静脉压增高所致，常见于长期站立的工作者。

（2）继发性是盆腔内妊娠子宫等压迫髂外静脉，引起的下肢静脉曲张。妇女妊娠期发生的静脉曲张都是继发性的。

妊娠期妇女的静脉曲张主要是其子宫，为了担负起孕育新生命的重任，需要大量的血液供应，这样就会使盆腔静脉和髂内静脉血液回流增加，导致静脉内的压力增大，也会使下肢薄壁静脉异常扩张。另外，随着新生命的不断生长，子宫在骨盆内也要相应增大，容易压迫静脉，使血液回流受阻，造成下肢静脉曲张。怀孕后期，机体内产生的雌激素水平升高，这也是造成妊娠期孕妇外阴部静脉曲张的重要原因之一。

一般来讲，孕妈妈在妊娠晚期由下肢静脉引起的水肿，卧床休息后都能减轻或消失。同时，避免长时间的站立，避免穿过紧的裤子、鞋袜，不要长时间地接近热源或用过热的水洗浴，节制性生活，施以局部护理，如进行局部的冷敷、冷水坐浴，都可以减轻或消除由此引起的不适。外阴部涂抹氧化锌软膏再撒一些爽身粉等，同样也有助于静脉曲张的血管收缩。

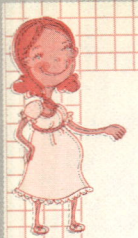
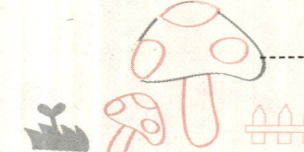

遭遇痔疮怎么办

在怀孕期间,孕妇的子宫日益增大,又会压迫盆腔,使痔血管内的血液回流受到阻碍;加上孕妇常有排便费力或便秘,使直肠下端及肛门的痔静脉丛血液淤积,即可诱发痔疮或使其加重。另外孕妇多吃少动也容易造成便秘,久而久之就容易得痔疮了。

孕妇得痔疮不仅会影响到孕妇本人的心情和健康,对胎儿的发育也有一定影响。那么孕妇得了痔疮怎么办呢?

养成良好的孕期生活习惯

在怀孕期间一定要生活规律化,每天定时排便,保持大便通畅。不要因为肚子大了感觉排便费力就忍着不排,对于孕妇来说最好是使用坐便。排便时蹲厕时间过长,或看报纸,或过分用力,这些都是不良的排便习惯,应予以纠正。当你清洁肛门的时候千万不要擦或蹭。可用湿润的薄棉纸、婴儿用纸或含药物用卷纸(永远都不要用肥皂),轻轻拍干。

多吃蔬菜水果,适当活动

在怀孕期间饮食要以清淡为主,避免辛辣刺激性食物,多吃蔬菜水果,如西瓜、香蕉、番茄等。还要多喝水,每天至少要喝不少于1.5升的水。另外,晨起参加多种体育活动,如做孕妇操等都可以预防便秘。

严重者要进行药物治疗

如果痔疮很严重,就要到医院去,在医生的指导下用药或采取治疗,因为有些药和治疗是孕妇不宜使用的。

孕妇得痔疮还很容易引起自身脾气暴躁，此时一定要整理好自己的情绪，应该冷静下来积极采取正确的措施来解决痔疮的问题。

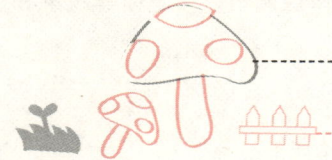

谨防妊娠高血压综合症

妊娠高血压综合症，简称妊高症，是孕妇特有的综合症。因妊娠而发病，又因妊娠的终止而痊愈。该症状多发生在怀孕20周之后，主要表现为高血压、水肿、蛋白尿等，严重时出现抽搐、昏迷甚至母婴死亡。

到了孕晚期，很多人常会出现双腿水肿。如果第二天水肿好了，那就不必担心，属正常现象；但是如果休息几天也不好，而且不光是双腿，脸部、双手也有水肿，那就要及时看病。

 如何预防妊娠高血压综合症

（1）实行产前检查，做好孕期保健工作。妊娠早期应测量1次血压，作为孕期的基础血压，以后定期检查，尤其是在妊娠36周以后，应每周观察血压及体重的变化、有无蛋白尿及头晕等自觉症状。

（2）加强孕期营养及休息。加强妊娠中、晚期营养，尤其是蛋白质、多种维生素、叶酸、铁剂的补充，对预防妊娠高血压综合症有一定作用。因为母体营养缺乏，注意低蛋白血征或严重贫血者，其妊高征发生率会增高。

（3）重视诱发因素，治疗原发病。仔细想一想家族史，孕妈妈的姥姥、母亲或姐妹间曾经是否患过妊高征，如果有这种情况，就要考虑遗传因素了。孕妈妈如果孕前患过原发性高血压、慢性肾炎及糖尿病等，均易发生妊高征。妊娠如果发生在寒冷的冬天，更应加强产前检查，及早处理。

☕ 妊娠高血压综合症的饮食调节

患妊高征的孕妇对自己的饮食要格外注意。必须充分摄取蛋白质，适宜吃鱼、瘦肉、牛奶、鸡蛋、豆类等，不宜多吃动物性脂肪。减少盐的摄入量，日常饮食以清淡为佳，忌吃咸菜、咸蛋等盐分高的食品。水肿明显者要控制每日盐的摄取量，限制在2~4克之间。忌用辛辣调料，多吃新鲜蔬菜和水果。适当补充钙元素。

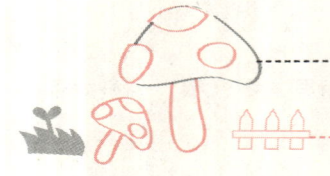

孕晚期不宜长途旅行

旅行，尤其是长途旅行，是一件十分辛苦的事情，人的身体容易因气候、地点的变化而出现不适，正常人均有可能发生旅途生病的事情，对于孕妈妈，特别是孕晚期的孕妈妈，就更为辛苦。怀孕晚期，由于身体的变化，孕妈妈活动能力会明显下降，适应环境的能力也远远不如从前，加上此时胎儿已临近分娩，如果进行长途旅行，长时间的颠簸、作息时间的打乱、环境的变化无常，极易使孕妈妈精神紧张、不安，身体疲惫；由于旅途条件有限，车船中人员高度集中，孕妈妈免不了会受到碰撞或拥挤。

另外，由于交通工具内人员杂聚，空气相对浑浊，各种致病细菌比其他环境要多，而且孕妈妈清洗洁身比较困难，容易感染疾病。在这种条件下，孕妈妈往往还易发生早产、急产等意外情况。旅途中由于当地的医疗条件不一定好，当地的医务人员也不了解孕妈妈的情况，在处理紧急情况时难免会有所偏差。因此，怀孕晚期旅行对孕妈妈来说是不可取的，最好能避免。

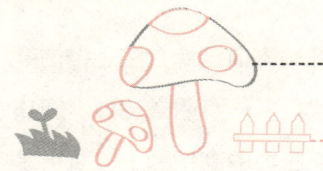

回避不利的工作和环境

在极易受到伤害的孕晚期，孕妈妈应该回避一切可能对自己或胎儿不利的工作和环境。为了母子双方的健康，要回避下列工作和环境：重体力劳动，频繁上下楼梯的工作，接触刺激性物质或某些有毒化学物品及放射线辐射的工作，长期处在震动或噪音较大的工作环境中的工作，不能得到适当休息的流水作业线工作，需要长时间站立的工作，压力过大的工作，需单独一人从事的工作等。

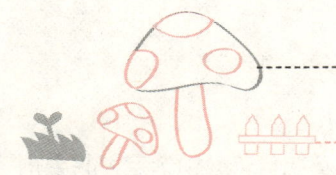

正确看待孕晚期肚子痛

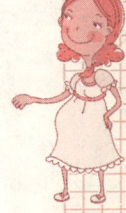

到了孕晚期，孕妈妈出现腹痛的次数会比孕中期明显增加。对于孕晚期腹痛，要具体情况具体分析。

 生理性腹痛

随着胎宝宝的长大，孕妈妈的子宫也在逐渐增大。增大的子宫不断刺激肋骨下缘，可引起孕妈妈肋骨钝痛。一般来讲这属于生理性的，不需要特殊

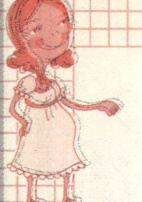

治疗，左侧卧位有利于缓解疼痛。

在孕晚期，孕妈妈夜间休息时，有时会因假宫缩而出现下腹阵痛，通常持续仅数秒钟，间歇时间长达数小时，并下坠感，白天症状即可缓解。

 病理性腹痛

胎盘早剥：多发生在孕晚期，孕妈妈可能有妊娠高血压综合症、慢性高血压病、腹部外伤。下腹部撕裂样疼痛是典型症状，多伴有阴道流血。腹痛的程度受早剥面积的大小、血量多少以及子宫内部压力的高低和子宫肌层是否破损等综合因素的影响，严重者腹痛难忍、腹部变硬、胎动消失甚至休克等。所以在孕晚期，患有高血压的孕妈妈或腹部受到外伤时，应及时到医院就诊，以防出现意外。

如果孕妈妈忽然感到下腹持续剧痛，有可能是早产或子宫先兆破裂。应及时到医院就诊，切不可拖延时间。

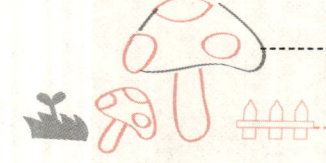

尽早确定分娩医院

到了本月，距离预产期已经不远了，孕妈妈及准爸爸必须选定即将要前往生产的医院。这对于帮助孕妈妈顺利分娩，保证母婴健康是非常必要的。

在选择医院时，孕妈妈及准爸爸千万不能掉以轻心，要特别注意以下几点：

 根据孕妈妈的身体状况选医院

如果孕妈妈在妊娠期伴有异常或出现严重并发症，可以考虑选择大型综合性医院。这种医院的医疗条件比较好，可以为孕妈妈提供更合理的妊娠指导，并能对其身体的并发症等进行密切关注。所以，孕妈妈最好选择这类医院。

 根据经济条件选医院

经济条件比较好的家庭，可以选择三甲医院或市级妇幼保健院；经济条件不太好的家庭可去二级医院或县妇幼保健院；经济条件差一点的家庭可选一级医院。但最好的选择是去孕妈妈经常作产前检查的医院进行分娩，因为那里的医生对孕妈妈的情况比较了解，这对顺利分娩是非常关键的。

这时的胎儿身长在45~48厘米，头围为34厘米左右，体重在这四周增长得最快，36周时体重可达2 500克左右，皮肤皱褶变少，身体较以前丰润。9个月的胎儿皮肤红润带有色泽，脸及腹部胎毛已消失，只有肩背部仍可见胎毛，皮肤上有黏性脂肪，指甲长出达指尖。男胎睾丸大多下降至阴囊，女胎大阴唇隆起，生殖器官发育完善。这个时期胎儿的内脏器官发育基本成熟，具备了较强的呼吸和吸吮能力，在宫内可吞咽羊水，消化道分泌物及尿排泄在羊水里。

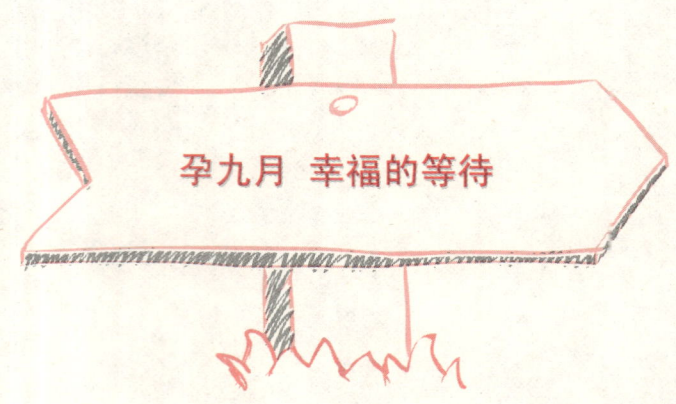

孕九月 幸福的等待

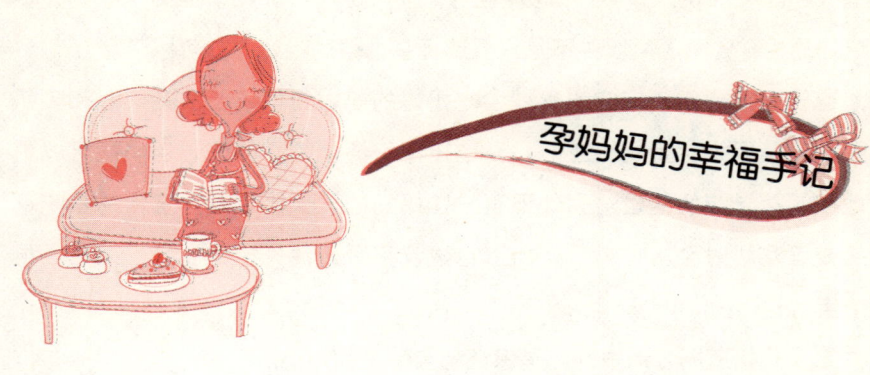

一箱子的东西,产前要备好

记得曾经看过一本古代医学书,里面详细讲解了胎儿在孕妈妈肚子里的变化情况。书上说,怀孕到37周时,胎宝宝就逐渐开始不满足于子宫这个小房子了,他会越来越不喜欢自己的生存环境,这就意味着他快要出生了。我觉得古人的说法非常正确。

我的朋友很早就告诉我说要提前把自己和宝宝用的东西准备好,省得到时手忙脚乱。对于这点,我在一些孕育书上也看到过。所以到了这个月时我就和老公开始准备采购了。下面我就把该准备的东西都列出来,孕妈妈们可以根据自己的情况选择购买,从而做到有备无患!

 必备品

1.奶瓶、吸奶器、奶瓶刷、清洗剂

决心母乳喂养的孕妈妈先不用买太多奶嘴,一大一小两个奶瓶上自带的奶嘴就足够了。而在挑的时候最好选择扁奶嘴的,因为这样的奶嘴吸的时候比较省力,奶嘴最好是比较软的!选择吸奶器,首先要注意产品是否具有适

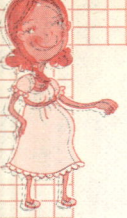

当的吸力。一般说来，婴儿的吸吮压力是8000~13330帕，但由于吸奶并不是单纯的拉长乳头，所以并不是只要选择吸力强的吸奶器就可以了。

也许有人会问，宝宝出生就会吃妈妈的奶，为何还要准备奶瓶和吸奶器呢？这是因为宝宝刚出生时，有的还不习惯吃妈妈的奶，用奶瓶可以更好地控制孩子吃奶的量。另外还有一些妈妈的乳头比较短，宝宝总是吃不到奶或者吃奶时会堵住鼻子，所以也建议用吸奶器先把母乳吸出来然后再喂给宝宝！

专用的奶瓶刷、清洗剂都是保证宝宝健康的用品。

2.宝宝衣物

长袖全棉针织婴儿服3~4件。宝宝出生前两个月不用穿裤子，可以用尿布兜代替，所以只需要准备一条长裤和中号的裤子即可。

如果宝宝在夏天出生，由于宝宝会经常吐奶，再加上夏天容易汗湿，所以多备些衣物没有坏处。而宝宝穿的袜子是所有准妈妈最头疼的，因关瘦了勒腿，肥了穿不住，所以提前准备再多也没用，有两双能轮换着穿就行了。

3.大小不一的手绢、毛巾

新生宝宝很多都会吐奶，所以各种手绢和软毛巾当然少不了。不过要注意，一定要分开洗澡毛巾和擦嘴毛巾。

4.床上用品、小蚊帐

床上用品无论是买现成的，还是自己缝制，都应选择纯棉的面料。化纤面料容易让刚刚出生的婴儿过敏。如果使用布尿布，容易尿湿被褥，所以要多准备几套，至少4套。不要选择色泽深的布料，色泽浅的比较适合。刚出生的婴儿可以不用枕头。

最好不要买化纤的小毛毯，因为化纤毛毯脱落的飞毛易使宝宝过敏。可以选择纯棉毛巾被、纯棉面料套的小毛毯。婴儿用品必须可以水洗，至少是面料可以拆洗的。不可以水洗的部分必须常常暴晒。

此外，夏天一定要预备蚊帐，以防宝宝被蚊虫叮咬。

5.婴儿洗衣液

不可小看这项，因为宝宝的皮肤比较幼嫩，不能使用成人的洗衣粉。

6.体温计

体温计最好买电子的,因为水银的比较危险,我就曾经在给宝宝量完体温后失手打碎体温计,幸亏没洒到孩子身上,后来我就都用电子的了!

 消耗品

1.尿不湿、隔尿垫巾、湿纸巾、干纸巾

婴儿棉纱尿布吸水性好,干得快,湿了马上换,宝宝也舒服,不过就是换洗得太麻烦,而且会渗漏,一般白天用用,晚上还是用纸尿裤。

隔尿垫巾是放在尿布上的,主要是隔离宝宝的大便,方便清洗尿布。

如果是给宝宝穿尿布裤的话,妈妈一定要经常检查宝宝有没有便便哦。

湿纸巾现在用得也比较多,可以预防红屁股,但是每次用过之后一定要再用干的纸巾给宝宝擦一下,这样才能更好地预防红屁股。

2.奶粉

刚生完宝宝的妈妈不会马上有足够的奶水的,所以一定要预先准备一袋或是一罐奶粉,总之不能让宝宝饿着嘛。

 选购品

1.婴儿洗发精、沐浴露、润肤露、润肤霜、婴儿油、护臀霜

品牌很多,可以自由选择,只是婴儿洗发精、沐浴露不要天天用,最好3~5天使用一次。婴儿油感觉满实用的,作按摩,清洁耳朵、眼屎,天气干燥了擦脸,宝宝不大便的话,还可以用来涂涂肛门刺激一下便意。护臀霜也会用到,不过量不大,有些医院也会给些类似的替代品。

2.婴儿洗澡盆、水温计

别看宝宝刚出生时很小,可洗澡盆还是买大一些的好。至于形状,最好是椭圆的。专门的婴儿澡盆配合沐浴床使用,对于一些新手爸爸妈妈还是比较方便的。刚出生的宝宝新陈代谢比较旺盛,建议要每天洗澡。

另外,还可以给宝宝备上一个浴网。在宝宝下水之前,备上一个水温计也是不错的选择。适合婴儿的洗澡水温度,夏天是38~39℃;冬天是40~41℃。

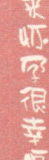

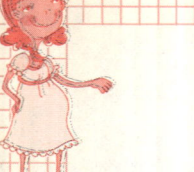

3.棉签、指甲刀

不要小看宝宝的指甲,它们长的速度绝对超过你们的想象。所以最好选购一个指甲刀。买棉签的话,孕妈妈们要看清楚,要选择脱脂棉花。在给宝宝清洁面部、脖子、屁股的时候都能用得上。

4.洗澡用具以及润肤油

宝宝的皮肤很娇嫩,所以润肤油是必不可少的,而且新妈妈可能也没有太多时间收拾自己,也可以和宝宝一起用润肤油啊!

看到了吧,需要准备的东西还是很多的,这些都是我总结出来的,非常实用哦!你可以把这些东西都放在一个箱子里,等快去医院时,直接提着箱子去就可以了,那样会非常方便的!

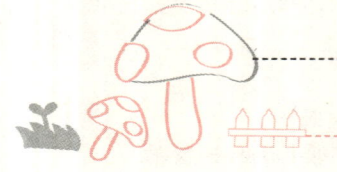

我的小腿抽筋了

怀孕八个月的时候,我只是觉得生产的日子近了,但到了第九个月,我是完完全全作好迎接宝宝的准备了。这个时期感觉很兴奋,因为要见到宝宝了,但也因为怀孕期即将结束,常常回忆从知道怀孕的那一刻到后来怀孕的整个过程。我想这对很多妈妈而言,都是一辈子也忘不了的甜蜜回忆吧!

不过在这个时期伴随着兴奋的还有一点儿小不适,那就是抽筋。

有一天夜里,我睡得正香的时候,突然右小腿后面有一条筋狂抽了起来,抽到整条筋都变得又硬又凸,痛得我立刻惊醒。"啊!"我先是尖叫了一声,老公被我的叫声惊醒了,接着紧张地问我怎么回事,我仰着头怎么也起不来,断断续续地说着:"腿,小腿,抽筋啦……好痛!"

其实在这之前,我也抽筋过,只是那时症状比较轻,忍了几分钟后就好了，所以当时我也没太在意。可是这次抽筋比上次持续的时间要长，我记得妈妈说过，小腿抽筋时要翘脚上的大拇趾，然后我就让老公用手给我扳脚趾，他轻轻地给我扳了几次，好像还真的管点用，一会儿难受劲就过去了。

抽过一次你就会永生难忘，并且开始提心吊胆。之后，我的小腿抽筋发生的次数也多了起来。以至于我走路的时候都有点紧张了，生怕哪一脚没走好，就会抽筋。按说，我一直在补钙，不会缺钙啊，为什么还会抽筋呢？

后来我跟其他准妈妈们说了说这事，发现她们也有好多跟我一样情况的，而且有的生完宝宝的妈妈说她们也有过这样痛苦的经历，有的妈妈一直到生孩子之前还在抽筋呢。

于是我就去书上翻找这方面的问题。书上说，抽筋是孕后身体中雌激素变化的正常反应，只要不是特别严重就不需要治疗。此外，书上还讲了缓解抽筋的方法，那就是先轻轻地由下向上地按摩小腿的后方（腿肚子），再按摩脚趾和整个腿，若再不缓解，就把脚放在温水盆内，同时热敷小腿，并扳动足部，一般都能使抽筋缓解。

当然，预防更为重要。所以，我建议孕妈妈们，在孕早期时还是要多注意饮食，多吃一些含钙的食物，记住补钙不是一天两天的事，是长期工程。

平常时候孕妈妈们尽量不要长时间站立或坐着，应每隔一小时就活动一会儿，每天到户外散步半小时左右，同时要防止过度疲劳。

每晚临睡前用温水洗脚，在洗脚时对小腿后方进行3~5分钟的按摩。

以上知识都是我从书上看到的，当时我没有太在意，不过希望看过此书的孕妈妈们千万不要学我哦！

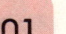

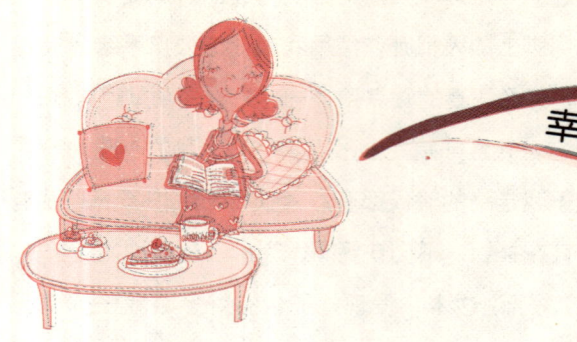

孕晚期补气养血吃什么

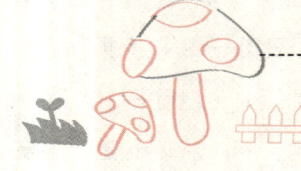

这个时期的孕妈妈需要补气、养血、滋阴,所以营养一定要跟得上。如果营养不足,孕妈妈往往会出现贫血、水肿、高血压等并发症。如果出现腰酸、小腹坠胀、宫缩频繁症状,可服桂圆鸡蛋羹;如果发生水肿、高血压,应吃些红豆粥、冬瓜汤、鲤鱼汤等少盐、利尿的食物;如果血蛋白低,可多吃些蛋黄、猪肝、红豆、油酥、菠菜等含铁量高的食物。

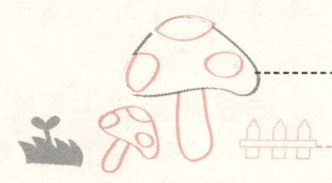

具有助眠作用的饮食方案

 睡眠很重要

睡眠是一种生理现象,有时睡眠比吃饭还要更加重要。由于孕妈妈的机体损耗非常大,所以很容易感到疲劳,因此就更加需要充分的睡眠。睡眠是孕妈妈的一味天然补药,每天最少应当保证8个小时的睡眠时间,其中有1小时左右是午睡时间。

夜晚,孕妈妈要注意提高睡眠的质量,睡得越深沉越好。如果夜间没有睡好,最好早上多睡一会儿。怀孕后,孕妈妈不要熬夜,休息不好会影响胎宝宝的身心健康。

 吃对能助眠

牛奶有安眠的作用,如果在睡觉之前喝一杯牛奶,就能比较快地进入梦乡。

苹果、香蕉等水果,具有缓解肌肉疲劳的作用,如果每天吃适量的水果,也有很好的安眠作用。如果把柑橘、橙子一类的水果放在枕边,其特殊的香味也能促进孕妈妈的睡眠。

小米、莴笋、鲜藕、莲子也都有着很好的助眠功效。孕妈妈可以用小米、莲子煮粥,在晚饭时食用或者是睡前食用;把莴笋、鲜藕洗净切片,然后加入适量的蜂蜜用来煮汤喝,也能起到很好的安神助眠的作用。

另外,每天晚上,孕妈妈还可以吃一些葵花子或者大枣,也会有很好的安眠功效。

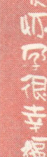

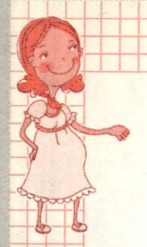

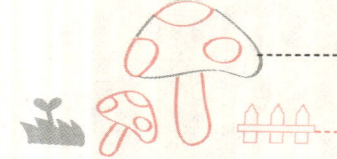

适量补充维生素K

维生素K有"止血功臣"的美称,经肠道吸收,在肝脏能产生凝血酶原以及一些凝血因子。如果人体内的维生素K吸收不足,血液中的凝血酶原就会减少,从而容易引起凝血障碍,发生出血症。所以,在妊娠后期,孕妈妈应当注意多食用富含维生素K的食物,以预防产后新生宝宝因维生素K缺乏而引起颅内出血、消化道出血等症状。

预产期前1个月的孕妈妈,尤其应注意每天多摄食些富含维生素K的食物,比如菜花、白菜、菠菜、莴笋等,必要时可以每天口服维生素K1毫克。

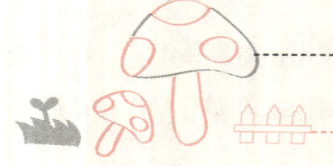

补镁预防妊娠中毒症

妊娠中毒症是孕晚期的常见并发症,主要是因为心脏等血液循环系统出了问题,为维持循环系统的正常活动,适当摄取镁非常重要。

妊娠过程中雄性激素分泌量会增加,镁的需要量也会随之增加。所以,补镁不仅是为了预防妊娠中毒症,也是妊娠中每天需要摄取的营养素。

紫菜含镁量最高,每100克紫菜中含镁460毫克,居各种食物之冠,被喻为"镁元素的宝库"。

其余含镁食物:谷类如小米、玉米、荞麦面、高粱面;豆类如黄豆、黑豆、蚕豆、豌豆、豇豆、豆腐;蔬菜如冬菜、苋菜、辣椒、蘑菇;水果如杨桃、桂圆、核桃仁;其他如虾米、花生、芝麻等。

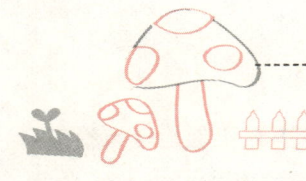

矫正乳头:方便宝宝吸吮

新生儿和妈妈的第一次接触就是喂奶,所以孕妈妈应当及早地护理乳房,以方便宝宝吸吮。尤其是乳头凹陷、扁平的孕妈妈更应该从现在起开始进行矫正。因为扁平乳头或者凹陷乳头会使宝宝吸奶吸得很辛苦,而妈妈虽然胀满奶却无法提供给宝宝吸食,母子双方都会很辛苦。

 矫正前的准备工作

在进行乳头矫正前要做好准备工作,首先应把指甲剪短,以防伤到乳头;然后准备好橄榄油,在按摩的过程中把它均匀地涂抹在乳房上,能提高按摩效果;最后,准备2~3个消毒棉签,以乳头为中心进行消毒。

 乳头的矫正方法

用拇指和食指把乳头拉出,每天重复拉几次,凹陷情况轻者,几次后就能逐渐恢复原位。不可胡乱用力拉扯,以免引起乳头疼痛。如果反复拉后乳头仍然不能复原,则可以使用乳头吸引器和矫正胸罩来矫正。使用这些器具时,一旦发生下腹疼痛则应立即停止,尤其是经历过流产的孕妈妈一定要额外小心。

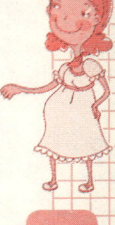

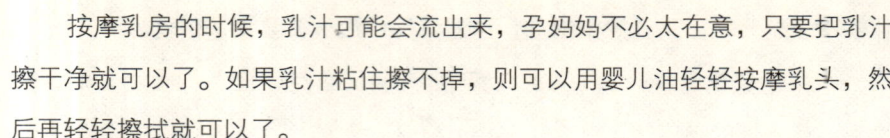

按摩乳房的时候，乳汁可能会流出来，孕妈妈不必太在意，只要把乳汁擦干净就可以了。如果乳汁粘住擦不掉，则可以用婴儿油轻轻按摩乳头，然后再轻轻擦拭就可以了。

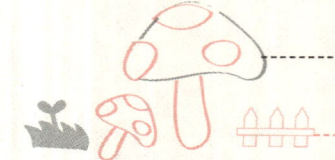

练习安产呼吸法，让你分娩更顺利

到了本月，孕妈妈可以练练安产呼吸法。这个方法不但能够为胎宝宝提供氧气，还能使孕妈妈的身心得到放松，就算是在平常缓慢呼吸的时候，心情也会格外平静，进而达到放松的效果。通过呼吸法能够让身体达到放松状态，使身体不乱使力，进而让生产顺利进行。另外，将注意力集中在呼吸上，能够转移疼痛的感觉。练习方法如下：

1.练习呼吸法时，盘腿而坐是最好的姿势。盘腿而坐可以伸展髋关节，有助于产道的扩张。一般而言，只要在怀孕中髋关节能够获得充分伸展，便能降低生产时的阵痛，使生产更顺利。

2.用手抚摸肚子能减缓疼痛。所以，平时要边用手抚摸肚子边练习呼吸法；生产时也会因抚摸肚子而让身体达到放松的状态。

3.花2～3秒的时间，缓慢地由鼻腔吸气，如此能够达到深层放松的效果。所以，要避免由口腔或喉咙呼吸。练习时要尽量穿着宽松的衣服，而且建议盘腿而坐，或者是自己觉得放松的姿势。

4.如果张大嘴巴吐气，气很快就会吐完，所以应当撅起嘴巴缓慢地将气吐出。请注意尽量持续细长地吐气。背脊尽可能地挺直，肩膀不要用力。分娩时闭上眼，一定只会感觉到疼痛。所以，在分娩的时候要睁开眼看着周围的状况，注意力就会分散，因此练习的时候，只要注视着某一点就可以将意识集中在呼吸上了。

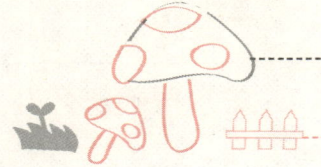

妈妈心态好，宝宝更健康

怀孕9个月了，距离预产期越来越近，孕妈妈一方面会为即将出世的胎宝宝感到兴奋和愉快，另一方面又对分娩怀有紧张的心理。面对这一现实，如何让孕妈妈始终保持一种平和、欢乐的心态，直接关系到胎宝宝的健康成长。从对胎宝宝教育的角度来说，千万不能不闻不问，一定要倍加关注。

首先，准爸爸要在感情上关心、体贴孕妈妈，其次是要在思想上给以宽慰。认真作好孕妈妈的心理保健，特别是产前的心理准备。孕妈妈在分娩之前的心理准备远远胜过了学习各种知识及练习。许多准爸爸孕妈妈没有意识到他们面临的问题，以至于一旦面对这些问题的时候感到很无助。但是在医生的指导下，作好怀孕和分娩相关的心理准备以后，他们便得到了更大范围的心理上的安慰，会把情绪稳定下来，沉着地面对一切。

此外，孕妈妈还可以在感到情绪焦躁不安的时候，采取一种自身觉得最舒服的姿势，静静地聆听自己喜欢的音乐，让自己的情感充分融入音乐的美妙意境中去。这样可以使身心得到放松。或者想象一些美好的事物，比如宝宝未来的模样，你们恋爱时快乐温馨的场景，等等，都有助于消除紧张的情绪。

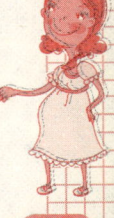

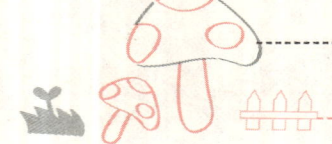

羊水早破怎么办

正常情况下,羊水应该在临产时随着子宫不断地收缩,从阴道里流出。如果在子宫没有出现规律地收缩及阴道见红的情况下就发生了羊水破裂,也就是说胎膜在临产前破裂了,这种情况被称为羊水早破。羊水早破会引发早产、胎儿宫内窘迫、母婴感染等不良后果。

一旦发生羊水早破,孕妈妈及家人都不要过于慌张,应立即让孕妈妈躺下,把臀位抬高,防止胎宝宝的脐带脱垂,及时在孕妈妈外阴垫上一片干净的卫生巾,保持外阴的清洁,注意不可再入浴,应立即赶往医院就诊。在去医院的路上也要保持臀位高的仰卧姿势。

谨防泌尿系统感染

在孕晚期准妈妈还易发生泌尿系统感染。因为女性的尿道比较宽且直，仅有4厘米长，开口又紧邻阴道口和肛门，这些地方经常有分泌物和排泄物，很容易污染尿道，细菌容易沿着尿道上行而引起感染。怀孕后输尿管会增长增粗，又因受孕激素的影响，管壁的平滑肌松弛，蠕动减少减弱。到孕晚期，膨大的子宫压迫膀胱和输尿管，这些都会造成尿流不畅和尿潴留。潴留的尿液不仅对泌尿道的黏膜有刺激，而且还容易使细菌滋生。妊娠后尿液中的葡萄糖、氨基酸等营养物质增多，这又是细菌繁殖的有利条件。

以上这些原因，使孕晚期的妇女很容易发生泌尿系统感染。而在孕期如能针对这些因素采取一些措施，就能减少和防止在孕晚期发生泌尿系统感染。要特别注意保持外阴部的清洁，用温水清洗外阴，最好每天都洗。要勤换内裤，选用棉质、通透性好的内裤。平时还要多喝水，多上厕所，这样会有效预防泌尿系统感染。睡觉时应采取侧卧位，以减轻对输尿管的压迫，使尿流通畅。另外加强营养，增强体质也很重要。

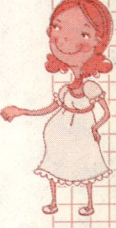

本月胎儿身长达50～51厘米，体重2 900～3 400克。

皮下脂肪继续增厚，体形圆润。皮肤没有皱纹，呈淡红色。骨骼结实，头盖骨变硬，指甲越过指尖继续向外生长，头发长出2～3厘米，内脏、肌肉、神经等都非常发达，已完全具备生活在母体之外的条件。胎儿的身长约为头的4倍，正常情况下头部嵌于母体骨盆之内，活动力比较受限。

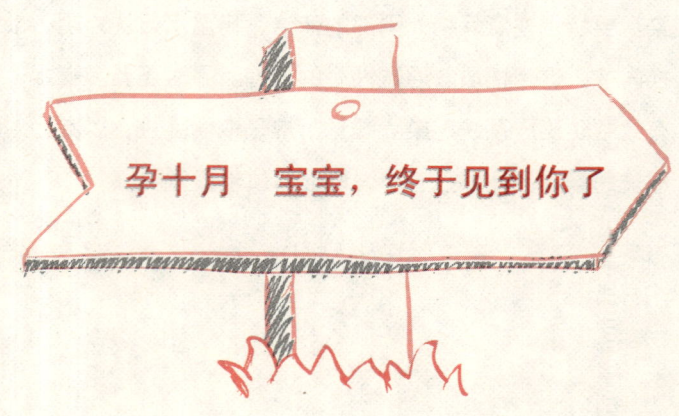

孕十月　宝宝，终于见到你了

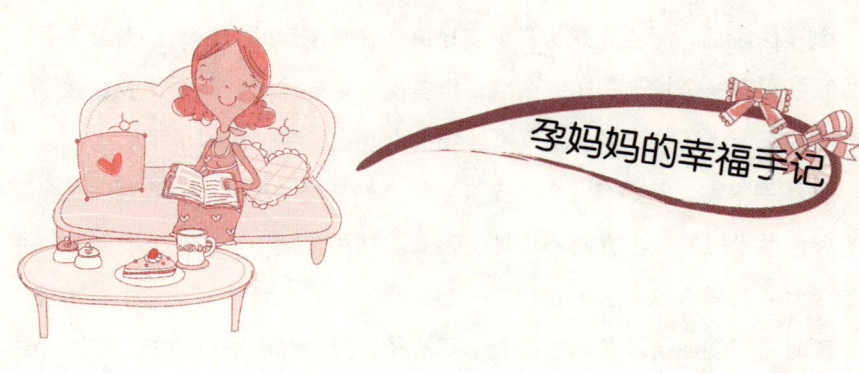

孕妈妈的幸福手记

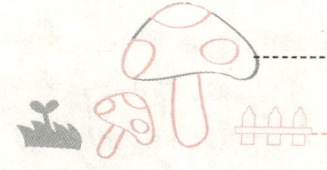

妈妈终于见到你了

随着预产期的临近，我和家人是既兴奋又紧张。由于我的宝宝是臀位，一直没纠正过来，再加上临近预产期时宝宝活动不是很好，我在医院吸了两次氧后，医生说我这个情况建议采取剖腹产提前中止妊娠，虽然还没有到预产期呢，不过只是提前了一周，也算足月儿了，没有问题。否则宝宝在里面缺氧，会对宝宝不利。权衡了各种利弊后，我和老公毅然决定，按医生说的做，提前生产。不过医生跟我们说，在手术的前一天晚上不要吃任何东西，尤其在手术前4个小时就要开始禁止进食水和饮料，以防止在手术中发生不测。

生产那天我们很早就去了医院，把宝宝需要的东西以及住院要用的东西也都带上了。虽然当时看我的表情好像很平静，可其实内心深处却隐藏着紧张、害怕。因为怕会疼，虽然说会打麻醉，可我仍然怕，不过想想其他生完宝宝的妈妈们不都挺过来了吗，我想我一定也能，我一定要勇敢才行，只有我勇敢了，宝宝才会更勇敢。再加上老公一直在旁边安慰我，我的注意力就

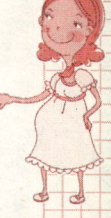

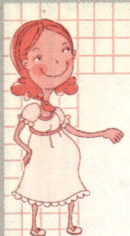

这样被转移了，心里也不再害怕。

到了医院后，医生先是为我们安排好了住院的房间。后来让老公签字。之后我就跟着一个护士去了一个准备室备皮，插导尿管。然后让我躺在了一个高高的车上，还给我盖上了厚厚的棉被，就这样我被推到了手术室。

到了手术室，刚好有一个生完宝宝的产妇被推了出来。我看到好几个穿着深绿色手术服的医生在那不停地忙碌着。然后我被一个护士扶着躺在了手术的床上。之后有位女医生在我左手腕动脉的地方扎针输液，右手胳膊被带上了实时监控的血压设备，手指夹上了夹子，好像和心脏有关的。在这个过程中，总有医生在旁边陪我聊天，后来才明白她们是为了分散我的注意力，不让我担心害怕。

然后要开始麻醉了，麻醉师让我将脊背弯成虾米状，她用手指在我的脊椎上按了几下就扎了一针，倒不是很疼。我问医生扎好了吗，医生说好了。然后，她就拿了个东西在我的上身和腿部分别戳了一下，问："疼不？"我说："好像没有感觉了。"医生这时候说："你不要害怕，手术过程，你有感觉，可是不会有痛觉的哦！"接着护士在我面前挡上了一块布。正说着，我明显感觉到医生们开始下刀了。我当时并不感觉疼，只是有一种说不出的感觉，感觉她们一直在那弄我的肚皮，不停地弄啊弄。过了不一会儿，我就听到了宝宝那清脆的哭声。医生说是个千金，很健康，这时我完全放下心了。后来护士抱着宝宝在耳边叫我看看宝宝。宝宝离我好近，我睁开眼睛就看到了她的小鼻子，和我一模一样。还没看够呢，护士就把宝宝抱走了，在我旁边给宝宝擦洗。我侧身看着她，眼泪止不住地流了下来。不是委屈，是幸福。那种感觉可能只有当了妈妈的瞬间才能体会到吧……

这时，麻醉师在耳边说："你不要激动，千万别再哭了，不然容易大出血的。"于是我就控制自己，平静下来，等着医生接下来把手术做完，不过感觉那个过程有点长，我一直在想怎么还没完事呢？后来我就变得迷迷糊糊了，感觉好困，不过心里还是明白的。我总在问医生完了没，不知过了多长时间，医生说手术完成了，这时我绷着的神经完全松了下来。感觉好累，就闭上了眼睛，手术就这样完成了，之后我被推回了病房……

由于有麻醉的帮助,其实整个手术并没有多痛苦的感觉,所以孕妈妈们也不用害怕。痛苦的是手术后躺在床上不能动,不喝水的24个小时;是刀口疼得要命还必须下地走路。但所有的痛苦都在看一眼宝宝后就烟消云散了,每当抱着宝宝看着她那可爱的小脸时就会感叹,怎么这么神奇?!她是我生出来的哦,她的肉都是我给的哦,她的小嘴完全像我哦……这就是当妈妈的幸福,有一个这么可爱的宝宝,再多的痛苦也是值得的!

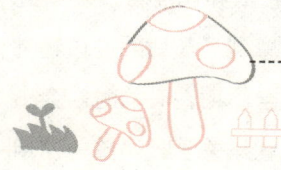

一定要坚持母乳喂养哦

现在很多年轻的孕妈妈都不想母乳喂养,怕容易使乳房下垂,其实只要方法得当,这种想法就是多余的。在怀孕期间,我看过很多书,上面都说母乳喂养无论对宝宝还是对孕妈妈自身都是有很多好处的。

我本人就是妈妈用母乳喂养长大的,吃了整整一年,妈妈一直说吃母乳的孩子抵抗力好,不容易生病,很少有拉肚子或呕吐的事情。现在用科学的理论解释就是母乳极易消化,由于初生婴儿的肠胃消化功能很弱,吃母乳的话就不会有消化不良的症状,宝宝当然舒舒服服、不吵不闹了。所以当我刚怀孕时就决定我也要像妈妈一样用母乳喂养我的孩子。

后来的好处,是我自己做了母亲后体会到的。母乳喂养身材恢复快,能量消耗大,每天的饭量几乎是以前的2倍,总是饿,总是要吃。当然怎么吃都转化成营养丰富的母乳,所以妈妈是不会变胖的。并且事实证明,我身边那些坚持母乳喂养的妈妈们,无一不是在出月子时就基本恢复模样的,哺乳期乳房极其敏感,确实无法作任何运动,但其实不用运动就能自然消瘦,因为要喂奶,所以全天候都需要自己上阵带孩子,体力消耗非常大,跟那些天

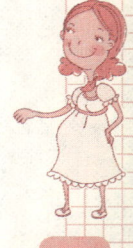

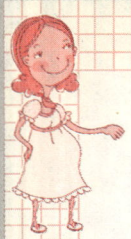

天在热瑜伽房出汗的妈妈们比,我们是不用操心这些的。

心理上的满足感,是没有母乳喂养的妈妈们永远体会不到的,这是我心里最珍贵的回忆。每次宝宝哭闹,只要吃上了母乳,刚刚还哇哇哭喊的小嘴渐渐就半开半合地聚集到一起,闭着眼睛拼命地吮吸,没一会儿就安静地睡着了,小胖手一只围在我背后,一只轻轻地搭在我的胸口,所有的劳累烦恼烟消云散,因为我是这个小生命唯一赖以生存的人,这是属于我和她的世界,无可替代!

现在孕妈妈们都知道了母乳喂养的好处,所以一定要坚持母乳喂养哦!

但是需要注意的是,当怀孕到36周时就要为母乳喂养作准备了。首先要经常按摩乳房,从上到下,让乳管畅通,这样的按摩到了孕后期应该经常作。其次就是要注意养成清洁乳房的好习惯。到了怀孕后期,有的时候会出现溢奶现象,及时清洗、保持乳头干爽很重要。最后就是关于吸奶器的使用问题。最初用是因为刚出生的宝宝自己的力气不大,母亲乳汁流出的也不够畅通,所以需要借助吸奶器。另外,它还有一个重要的用途。宝宝在新生的一到两个月里,食量少,常常吃不完妈妈的奶,这个时候就可以用吸奶器把多余的乳汁吸出来,用"乳汁保鲜袋"密封起来,冷冻在冰箱里。注意,不是冷藏,而是要冻起来,这样最多可以保质三个月呢。这种"乳汁保鲜袋"的密封性很好,上面有刻度,还有一个记录时间的小贴纸。孕妈妈可以把珍贵的并且多余的乳汁存放在里面,每次记好时间,宝宝吃的时候先吃时间靠前的。这种方法对于上班族妈妈非常实用。

另外,我还要讲一下关于催奶的问题。根据我的经验,最有利于母乳丰裕的还是鲫鱼汤,所以,在孕期就应该锻炼老公经常熬鲫鱼汤,多做几次才能有经验,到时候咱可要经常喝汤的。此外,最重要的是妈妈要吃饱吃好,那样奶水才会多。中医说一滴奶十滴水,母乳乃精血为之。血浓奶水就好,也就是说贫血的妈妈一般奶很少。饭吃得少又挑食的妈妈奶少,不爱吃肉的妈妈奶少,所以喂奶的妈妈不可以挑食减肥!

各位孕妈妈们,从现在开始你就要下决心用母乳喂养宝宝了,只有有坚定的信心,乳汁才会更加充盈。因此一定要相信自己哦!

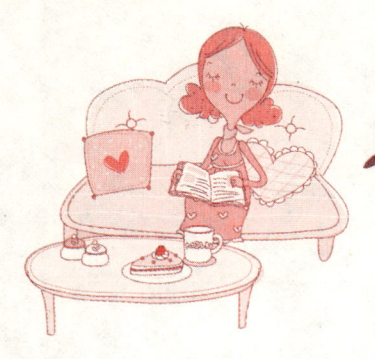
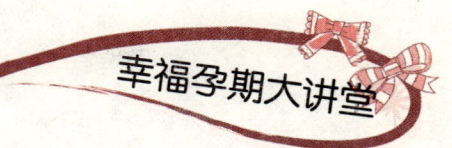

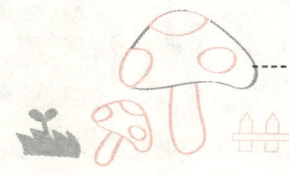
储备体能，迎接挑战

这个时期，由于胎宝宝生长得更快，其体内需要贮存的营养素也会增多，孕妈妈需要的营养也会达到最高峰。为此，孕妈妈的膳食应当讲求多样化，尽力扩大营养素的来源，保证营养素和热量的供给，以为母子二人储备足够的体能，迎接将要到来的挑战。

1.孕妈妈吃的食物要尽量做到种类齐全，保证摄入足够的营养素，除了主食外，副食也要讲求多样化，每天以4~5餐为宜。

2.保质保量地摄入食物，特别是含蛋白质、铁、钙、维生素A、B族维生素多的食品，比如鸡蛋、牛奶、酸奶等。

3.为预防贫血，孕妈妈要多摄入含铁高的食物，比如动物肝脏、肉类、鱼类、蔬菜（油菜、菠菜等）、大豆及豆类制品等。

4.经常吃一些汤汁类的食物，以利于泌乳，比如鸡、鸭、鱼、肉汤或者以豆类及其制品和蔬菜制成的菜汤等。

5.摄入足够的新鲜蔬菜、水果以及海藻类食物，这些食物不仅能够供给多种维生素，而且还具有很好的通便、预防便秘的作用。

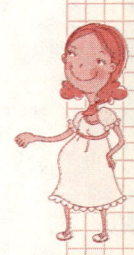

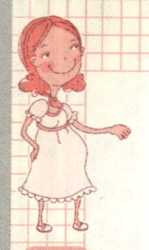

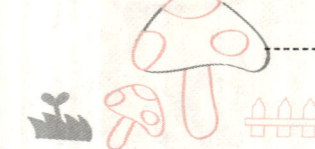

分娩前的营养餐

怀孕进入最后一周,很快就要做妈妈了,反而出现了进食不佳的现象,这种"供不应求"的后果是非常严重的。临产之前,孕妈妈一定要吃饱喝足,才能保证自身和宝宝的健康,以及顺利分娩,此时进食义有着特殊的意义。

有些人认为"生孩子时应多吃鸡蛋长劲",于是便一顿猛吃十个八个的,甚至更多。这种做法是十分愚昧的,只能适得其反。因为人体吸收营养不是无限制的,过多摄入时,"超额"的部分就会经肠道及泌尿系统排出。由于加重了胃肠道的负担,就有可能会引起"停食"、消化不良、腹胀、呕吐,甚至更加严重的后果。

所以,在分娩之前,孕妈妈的饮食应当以容易消化的食物为主,可以依据自己的口味偏好,选择牛奶、蛋糕、稀饭、面汤、肉粥、藕粉、苹果、西瓜、橘子、香蕉、果汁、巧克力等多样饮食。每天可进食4~5次,做到少食多餐。

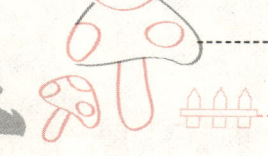

产前必做的事

 放松心情

如果产前已经作好了各项检查,并且孕妈妈和胎宝宝都没有不良状况,那么孕妈妈就应该以轻松的心情对待分娩。就算有一些异常也不要害怕,要相信助产人员能够根据不同的情况而采取相应的治疗措施,母婴的健康是有一定保障的。

 学习分娩知识

孕妈妈一边渴望宝宝的到来,另一边对分娩的恐惧好像石头似的压在心头,其实知道分娩是怎么回事反而会轻松面对。所以,孕妈妈可以搜集一下这方面的信息,或者参加产前培训班,全面客观地了解分娩,保持轻松和自信的状态,以迎接宝宝的降生。

 及时排便

在分娩过程中,孕妈妈要保持每2~3个小时排尿一次。另外,临产前也应把大便排尽,这样做一方面能避免因腹压增加孕妈妈不由自主地排出大便而污染外阴,引起阴道感染。另一方面也可以促进胎宝宝下降,避免引起产道细菌感染。如果孕妈妈无法顺利地排出大小便,可通过灌肠和导尿促使大小便排出。

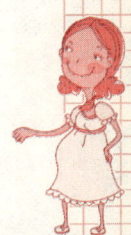

做好人员安排

在分娩之前,孕妈妈一定要把分娩前后的家事安排妥当,比如是否有人时刻守护在孕妈妈身边?分娩阶段,家人如何轮流前往医院照料产妇?

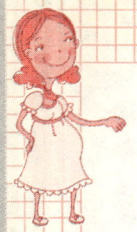

孩子出生后是否有专人帮助照顾并料理家务？工作、请假的事情是否都安排好了？

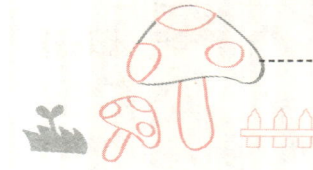

帮助孕妈妈缓解产前焦虑

就要生产了，重要的时刻即将来临，没有经验的孕妈妈难免会感觉到压力巨大：担心分娩时会有生命危险，害怕分娩的疼痛，害怕超过预产期而出现意外，担心自己无法胜任妈妈的角色……紧张、烦躁、忧虑成为这个时期常见的心理特症。因此，以准爸爸为首的全家人要行动起来，为孕妈妈实行减压计划，给予加倍的关怀和爱护。

1.共同学习：准爸爸应陪同孕妈妈一起到孕妇学校或孕妇课堂听取产前知识讲座，互相交流、沟通，这样会减少孕妈妈的恐惧和忧虑。

2.生活关怀：准爸爸或家人每天帮助孕妈妈洗浴，准爸爸应在临睡前给孕妈妈轻轻按摩，以缓解孕期酸痛和水肿，帮助孕妈妈入睡。

3.携手散步：准爸爸每天清晨或傍晚应陪孕妈妈出去散步，也可以适当地陪做孕妇体操。

4.贴身守候：这段时间准爸爸尽量不要去外地出差，要陪伴在孕妈妈身边，以帮其缓解紧张情绪。

5.陪同检查：准爸爸每周都应陪伴孕妈妈到医院接受定期检查，与孕妈妈共同作好临产前的准备。

过期妊娠如何处理

预产期只是一个估计,预产期之后2周内生产的都算正常分娩。但是如果过了2周以上还不分娩,胎宝宝的死亡率就要比正常的死亡率高3倍,因而医学上把过了2周以上还不分娩的叫做过期妊娠。

凡月经规律为28天来一次的孕妈妈,预产期一旦过了10天以上还不分娩,就要请医生检查胎盘功能是否减退。检查方法包括留24小时的尿液测定雌三醇含量,作阴道图片检查、胎心监护仪检查、羊膜镜检查等。如果发现有胎盘功能减退的症状,要根据减退的程度决定引产还是剖宫产。

如果孕妈妈过了7天还没分娩,就要及时引产以争取42周内娩出。引产的方法有针刺或电针引产、静脉滴注催产素或前列腺素引产等,这些方法都很安全,对母婴都没有不良影响。如果不及时引产,胎宝宝会有缺氧致死的危险。

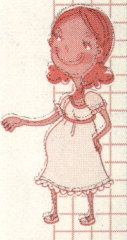

当然,过期妊娠并不一定都会造成胎宝宝死亡,有时虽然产期已过,但胎盘功能并不减退。尽管这样,我们还是不能抱有侥幸心理,遇到过期妊娠的情况,还是及早检查为好。

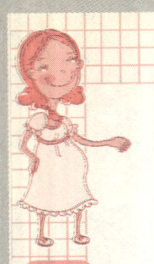

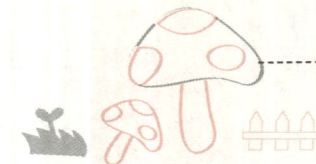

分娩前，产前检查要作好

孕妈妈从这个月开始，就需要每个星期作一次产前检查了，除了例行的常规检查以外，接近预产期的时候，医生还会给你作"内诊"或"肛诊"检查，了解子宫颈口的情况，大多数孕妈妈不愿意接受内诊或肛诊检查，因为有些不舒服。如果医生认为非常有必要，而不是可作可不作的，那你就欣然接受检查吧。

医生通过肛诊检查，主要是了解产妇子宫颈口是否如期扩张，以及胎头衔接、产位、宫颈顺应情况等，宫颈如期扩张与否，更能客观反映分娩是否正常，所以，产科医生和助产士都很重视。我国的产科医生和助产士多采用肛诊检查法，当肛诊摸不清时，再采取内诊（阴道检查）。

已经接近妊娠尾声，对血压的监测则显得更加重要。如果血压突然增高，那则可能是妊高症的显现，医生会高度怀疑有发生子痫（妊高症危重表现）的可能，会让你住院。不要忽视血压的测量。还要重视尿检，认真地留取尿液，通过尿检可以发现妊高症、糖尿病和尿路感染。

这个月子宫还会继续增大，同时，高度开始下降，这不奇怪，胎儿的头开始钻进妈妈的骨盆，当然会把子宫也往下拽。子宫高度下降对于孕妈妈可是好事，气短明显减轻，胃部也不那么饱胀了，感觉轻松多了。

但有些孕妈妈就算到了这个月，还仍然感觉气短，子宫底顶着膈肌，不但胸部被增大的子宫顶得难受，甚至肋胁还会疼痛，耻骨、腰部和骶部也开始酸酸的，还一阵阵地疼痛。这种情况在身材比较矮，或胎儿比较大的情况下更容易发生。如果两肋痛，就要尽量少坐。如果耻骨和腰骶痛，就要尽量少站、少走。多采取侧卧位，适当使用腹带，可减轻疼痛。

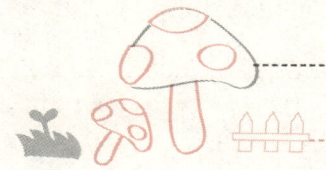

要作好随时入院的准备

这个月，孕妈妈就要随时作好入院生产的准备了。不要紧张，按照下面的步骤做，多给自己一点信心就可以了。

每天洗澡
尽可能每天洗澡，清洁身体。淋浴或只擦擦身体也可以。特别要注意保持外阴部的清洁。头发也要整理好。

绝对不要做对母体不利的动作，避免向高处伸手或压迫腹部的姿势。

吃好睡好
充分摄取营养，充分休息，以积蓄体力。初产妇从宫缩加剧到分娩结束需要12~16个小时，特别要注意这一点，但时间的长短也是因人而异的。

严禁性生活
性生活可能会造成胎膜早破和早产。

不要走远了
不知道什么时候会在哪儿开始宫缩，因此要避免一个人在外走得太远，顶多买买菜、短途散步。如果去远处，要将地点、时间等向家里人交代清楚，或留个字条再出去。

再确认一下住院准备的落实情况
物品、车辆的安排，与丈夫和家里人的联系方法，不在家期间的事情等，是否都没有问题了。

此外，如果过了预产期仍无临产症兆，请遵守以上的注意事项，以沉着的心情对待。

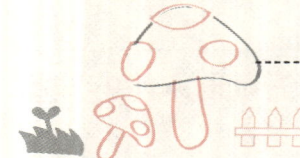

减轻阵痛靠自己

减轻疼痛并没有固定的方法可依，有些孕妈妈通过发出声音可以减轻疼痛，有些孕妈妈通过唱歌可减轻疼痛。因此，孕妈妈可根据自身情况选择适合自己的减痛方法。在此，介绍几种让孕妈妈轻松的姿势和按摩方法，但是，这些方法会因生产的阶段而有所不同，因此遇到状况时，不妨多尝试几种方法来让自己放松。

 站姿

推墙壁

两脚分开与肩同宽，双手抵在墙壁上伸直手肘。疼痛时吸气，吐气时推墙壁。

 坐姿

1. 压迫肛门

将网球或高尔夫球等抵在肛门上坐下，压迫肛门，这样能减轻疼痛。

2. 抚摸腹部

盘腿而坐，将双手放在腹部两侧，边呼吸边由上而下抚摸腹部，即使不抚摸，采取盘腿坐的姿势，也会令身体充分放松，减轻疼痛。

3. 热水泡脚

足浴也能够起到放松的作用。在疼痛时，将脚泡在40℃左右的热水中，滴几滴自己喜爱的芳香精油，也很有效。注意选择精油时，要看清说明，选择孕妈妈可用的产品。

 卧姿

1.趴在被子上

以跪坐的姿势张开股关节坐下,把上半身趴在大一点的垫子或被子上,能够让身体放松,减轻疼痛。

2.侧卧

侧向躺着,轻松弯曲上侧的腿,两脚间夹着枕头,有利于身体放松,减轻疼痛。

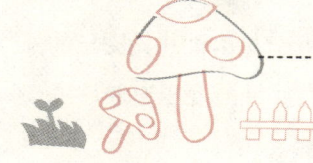

时刻关注临产症兆

孕妈妈在保持良好心态的情况下,还要密切关注自己的身体变化,也就是临产症兆的出现,随时作好入院准备。此时的孕妈妈要保证充足的休息和高质量的睡眠,避免劳累,以积蓄必要的体力。那种对身体可能会产生不良影响的动作绝对不要做,特别是要避免向高处伸手或压迫腹部的姿势。孕妈妈如果没有特殊的事情最好待在家中,不要长途旅行,避免一个人外出太远的地方。在临产期间,尽量不要一个人独处,准爸爸要尽量多陪伴妻子,即使在夜里睡觉的时候也必须有人陪伴。

此外,需要注意的是,如果出现以下临产症兆时要立即去产院:

1.腹部有规律的阵痛:一般疼痛持续30秒,间隔10分钟。以后疼痛时间逐渐延长,间隔时间缩短,称为规律阵痛。

2.破水:因为子宫强而有力的收缩,子宫腔内的压力逐渐增加,子宫口开大,胎儿头部下降,引起胎膜破裂,从孕妈妈的阴道流出羊水,这时离胎

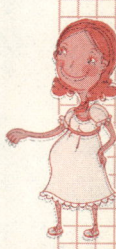

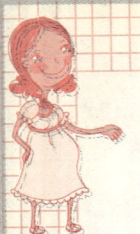

儿降生已经不远了。

3.子宫底下降：初产妇到了临产前两周左右，子宫底会下降，这时孕妈妈会觉得上腹部轻松起来，呼吸会变得比前一阵子舒畅，胃部受压的不适感觉减轻了许多，饭量也会随之增加一些。

4.见红：妊娠最后几周，子宫颈分泌物增加，孕妈妈自觉白带增多。正常子宫颈的分泌物为黏稠的液体，平时在宫颈形成黏液栓，能防止细菌侵入子宫腔内，妊娠期这种分泌物更多，而且更黏稠。随着子宫规律地收缩，这种黏液栓随着分娩开始的宫缩而排出；又由于子宫内口胎膜与宫壁的分离，有少量出血。这种出血与子宫黏液栓混合，自阴道排出，称为见红。见红是分娩即将开始比较可靠的症兆。如果出血量大于平时的月经量，就应当考虑是否有异常情况，可能是胎盘早剥，需要立即到医院检查。

5.下腹部有受压迫的一种感觉：由于胎儿下降，分娩时即将先露出的部分，已经降到骨盆入口处，因此出现下腹部坠胀，并且出现压迫膀胱的现象。这时你会感到腰酸腿痛，走路不方便，出现尿频。

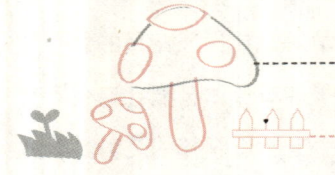

孕妈妈最好采用自然分娩

自然分娩是人类繁衍过程中的一个正常生理过程，也是人类的一种本能行为。这一过程并非只有痛苦，而是具有良好的优生作用。产妇和婴儿都具有潜力主动参与并完成分娩过程。从受精卵开始，胎儿在母体内经历40周的生长发育逐渐成熟，而孕妇的身体结构也逐渐发生一系列的生理变化，变得更有利于分娩。

分娩的过程中子宫有规律的收缩能使胎儿肺脏得到锻炼，肺泡扩张促进胎儿肺成熟，小儿出生后很少发生肺透明膜病。有统计资料表明剖宫产儿肺透明膜病率是阴道分娩儿的20倍。而严重的肺透明膜病会导致小儿呼吸困难，甚至死亡。同时有规律的子宫收缩及经过产道时的挤压作用，可将胎儿呼吸道内的羊水和黏液排挤出来，新生儿吸入性肺炎的发生可大大减少。

经阴道分娩时，胎头受子宫收缩和产道挤压，头部充血可提高脑部呼吸中枢的兴奋性，有利于新生儿出生后迅速建立正常呼吸，是有利于优生的过程。另外，产妇的垂体还会分泌一种叫催产素的激素，这种激素不但能促进产程的进展，还能促进母亲产后乳汁的分泌，甚至在促进母儿感情中也发挥一定的积极作用。

由此可见，孕妇在妊娠后应有充分的思想及心理准备，如果没有异常的情况或医生的建议，为了母婴的安康与优生，应尽量采取阴道分娩。

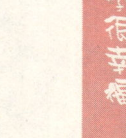

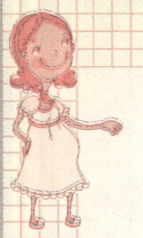

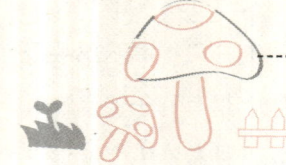

妈妈须知：分娩的三个重要产程

分娩是小孩出生的必经阶段，也是孕妈妈都要面临的事情。我们把分娩的全过程分为三个时期，也就是三个产程。

第一产程

第一产程是从子宫出现规律性收缩开始，直到子宫口完全开大为止。随着宫缩越来越频繁，宫缩力量逐渐加强，子宫口逐渐开大，直到扩展到10厘米宽（子宫口开全），这时第一产程结束。

第一产程所占时间最长，初产妇需12~16小时。在此阶段，宫口未开全，产妇用力是徒劳的，过早用力反而会使宫口肿胀、发紧，不易张开。此时产妇应做到以下几点：

1.思想放松，精神愉快。紧张情绪可以直接影响子宫收缩，而且会使食欲减退，引起疲劳、乏力，影响产程进展。作深、慢、均匀的腹式呼吸大有好处，即每次宫缩时深吸气，同时逐渐鼓高腹部，呼气时缓缓下降，可以减少痛苦。

2.注意休息，适当活动。利用宫缩间隙休息、节省体力，切忌烦躁不安消耗精力。如果胎膜未破，可以下床活动，适当的活动能促进宫缩，有利于胎头下降。

3.采取最佳体位。除非是医生认为有必要，否则不用采取特定的体位。只要使你感觉能减轻阵痛的就是最佳体位。

4.另外产妇要乘机补充营养和水分，尽量吃些高热量的食物，如粥、牛奶、鸡蛋等，多饮汤水以保证有足够的精力来承担分娩重任。

5.勤排小便。膨胀的膀胱有碍胎先露下降和子宫收缩。应在保证充分的水分摄入前提下，每2~4小时主动排尿1次。

 第二产程

宫口开全，胎儿随着宫缩逐渐下降，当胎先露下降到骨盆底部压迫直肠时，产妇便不由自主地随着宫缩向下用力。约经1~2个小时，胎儿从完全开大的子宫口娩出。

第二产程时间最短。宫口开全后，产妇要注意随着宫缩用力。当宫缩时，两手紧握床旁把手，先吸一口气憋住，接着向下用力。宫缩间隙，要休息，放松，喝点水，准备下次用力。当胎头即将娩出时，产妇要密切配合接生人员，不要再用力，避免造成会阴严重裂伤。

 第三产程

胎儿生下后，胎盘及包绕胎儿的胎膜和子宫分开，随着子宫收缩而排出体外。胎盘娩出时，只需接生者稍加压即可。如超过30分钟胎盘不下，则应听从医生的安排，由医生帮助娩出胎盘。胎盘娩出意味着整个产程全部结束。

在第三产程，产妇要保持情绪平稳。分娩结束后2个小时之内，产妇应卧床休息，进食半流质饮食补充消耗的能量。一般产后不会马上排便，如果产妇感觉肛门坠胀，有排大便之感，要及时告诉医生，医生要排除软产道血肿的可能。如有头晕、眼花或胸闷等症状，也要及时告诉医生，以及早发现异常并给予处理。

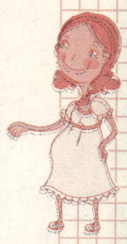

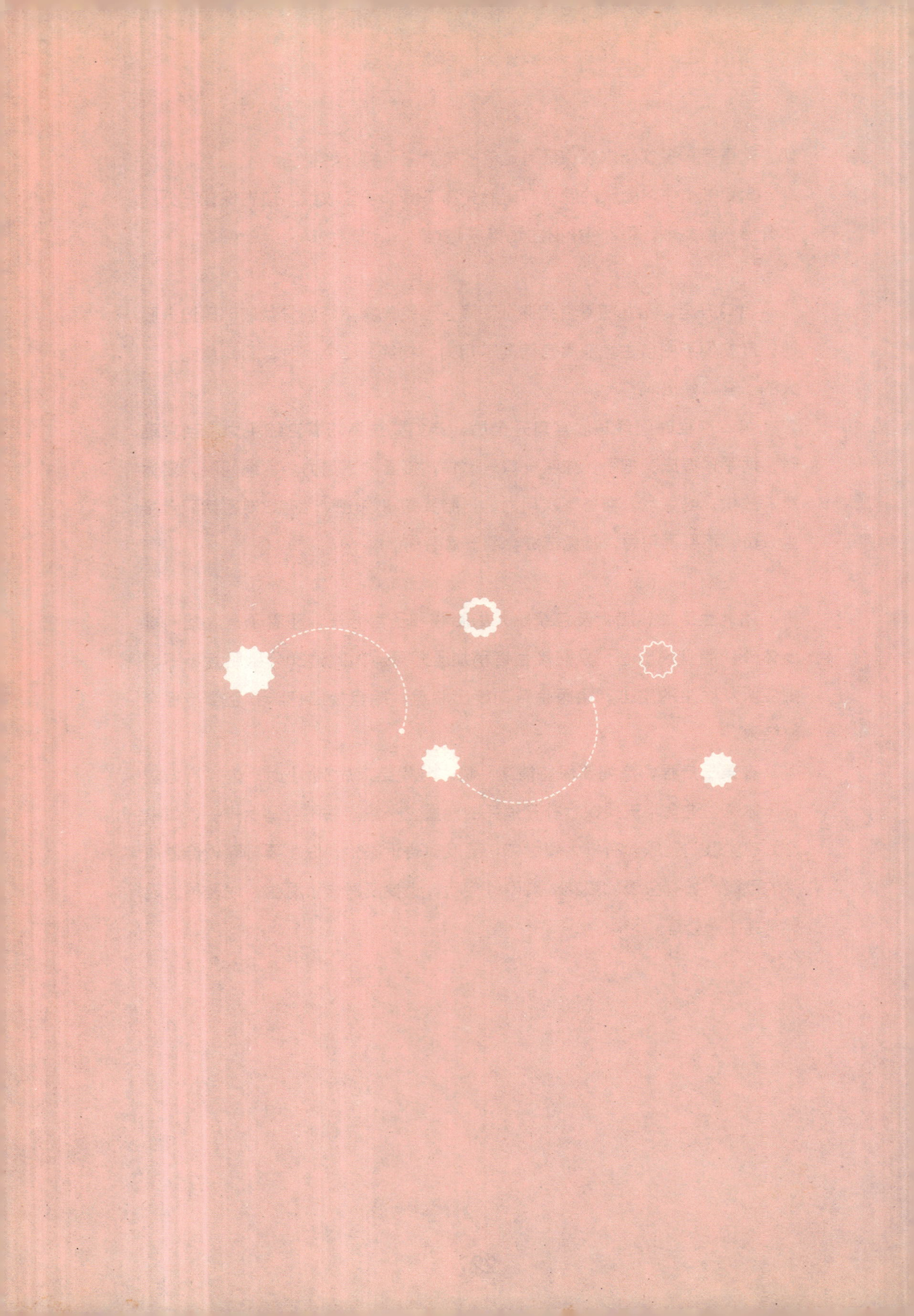

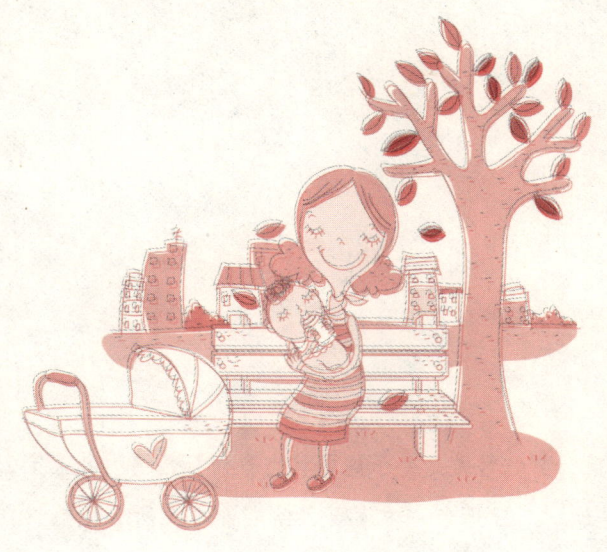

Part3

快快乐乐地做妈妈

新妈妈生了宝宝后，身体常常是处于虚弱状态，而且还要哺乳宝宝，体内热能的消耗明显增加。产后母亲一方面要供给乳汁本身所含的热量，另一方面乳汁分泌活动过程中也消耗能量，所以这个时候一定要科学合理地进补，以内养外，那样新妈妈的身体才能恢复得更好。

产后膳食调理，吃得对才能恢复好

产后最适宜吃的水果

由于受传统观念的影响,有些产妇在"坐月子"期间,往往不沾水果的边。认为水果属于生冷食物,吃了会导致乳汁减少、腰酸腿痛、月经不调等。其实这种观点是错误的,月子里的产妇可将水果煮熟了吃,月子后要适当多吃。

鱼肉鸡蛋中确实含有高蛋白、高脂肪、高胆固醇及高脂溶性的维生素,但水溶性维生素、纤维素及一些有机酸、微量元素的含量却很低,而水果中则含有大量的碳水化合物、维生素、微量元素等,能弥补单纯进食鱼肉蛋类的不足;如两者合理搭配,则能取长补短,相得益彰。否则,可能导致饮食失调、胃肠功能紊乱,使母婴出现维生素及某些微量元素缺乏等症状。下面就简单介绍一下常见水果的作用。

苹果

味甘,性温,主要为碳水化合物。含有丰富的苹果酸、鞣酸、维生素、果胶及矿物质,可预防和治疗坏血病、癞皮病,使皮肤润滑、光泽;其粘胶和细纤维能吸附并消除细菌和毒素,能涩肠、健胃、生津、开胃和解暑,尤其对治疗产妇腹泻效果更佳。苹果还能降低血糖及胆固醇,有利于患妊娠高血压综合症、糖尿病及肝功能不良产妇的产后恢复。此外苹果口含大量钾盐,能与体内过剩的钠盐结合并排出体外,故低钾及摄盐过多者食用苹果是有益处的。

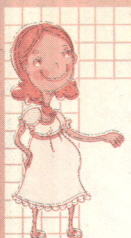

橘子

味甘酸，性温，含大量维生素，尤以维生素C最多，并含丰富的钙质，能保护毛细血管的完整性，使皮肤变得柔嫩，防止产后面部皮肤皱纹形成，可起到一定的美容作用。橘皮则含较多的柠檬酸及维生素D，泡水饮用可止咳化痰、顺气开胃及消肿止痒，并能促进婴儿对钙的吸收，防止小儿佝偻病的产生，增加产妇对严寒的抵抗力，对产妇受凉后伤风咳嗽，有增强药物治疗的作用。每日用橘核20～30粒捣烂水煎服用，可防止乳胀发展成乳腺炎。

梨

味甘，性寒，含大量水分，有清火解热、润肺、止咳化痰及利尿通便之功效。产后风热感冒、咳嗽和多痰者宜多食之，小便淋浊不通者多食梨可使小便清亮、通畅。

荔枝

味甘，性温，有补脾益肝、止咳养神和止渴解乏的作用。可减少产露，对产后肝脾虚弱者尤佳。

香蕉

味甘，性寒，含大量磷、铁及纤维素，有润肺滋肠、通便补血的作用。产妇多爱卧床休息，胃肠蠕动较差，常常发生便秘。再加上产后失血较多，需要补血，而铁质是造血的主要原料之一，所以产妇多吃些香蕉能防止产后便秘和产后贫血。产妇摄入的铁质多了，乳汁中的铁质也多，对预防婴儿贫血也有一定的帮助作用。

桂圆

桂圆又叫龙眼，是营养极其丰富的一种水果，也是民间熟知的补血食物，因为所含铁质丰富而且还含有维生素A、B族维生素、葡萄糖、蔗糖等，能治疗健忘、心悸、神经衰弱之不眠症。中医认为，桂圆味甘、性平、无毒，入脾、心经，为补血益脾之佳果。产后体质虚弱的人，适当吃些新鲜的桂圆或干燥的龙眼肉，既能补脾胃之气，又能补心血不足。

值得注意的是，要等产后恶露完全干净后再用桂圆进补，因为桂圆是活血的食物，如恶露尚未干净，产妇吃了不但不能起到补血的作用，反而会增加出血量，甚至可能会出现大出血的情况。

 山楂

山楂自古以来就是健脾开胃、消食化滞、活血化淤的良药。山楂中含有丰富的维生素和矿物质，对产妇有一定的营养价值。山楂中还含有大量的山楂酸、柠檬酸，能够生津止渴、散淤活血。产妇产后过度劳累，往往食欲不振、口干舌燥、饭量减少，如果适当吃些山楂，就能够增进食欲、帮助消化、加大饭量，有利于身体康复和哺喂婴儿。据《本草纲目》等文献记载，山楂可用于治疗滞血痛胀，有助于产妇的子宫收缩和恶露排出，对产褥期恢复很有好处，因此产后应该适当吃些山楂。

 红枣

红枣中含维生素C最多，还含有大量的葡萄糖和蛋白质。中医认为，红枣是水果中最好的补药，具有补脾活胃、益气生津、调整血脉、和解百毒的作用，尤其适合产后脾胃虚弱、气血不足的人食用。其味道香甜，吃法多种多样，既可口嚼生吃，也可熬粥蒸饭熟吃。

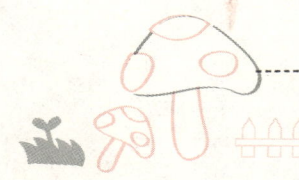

产后不宜吃人参进补

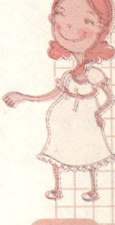

不少产妇及家属都认为，分娩后身体虚弱，服些据说有大补作用的人参准会有好处，殊不知这样有时却会适得其反。

从中医角度看，妇女分娩时的产创与出血，加上产程中的力气消耗，会使产妇生产后处于"多虚多淤"的状态。但这一般无须刻意治疗，即便要治疗，也必须针对特点，服用补虚化淤的处方。而人参的补气效果在中药中是最强的，只能在有气虚症状时才可使用。中医有句话："在该用人参的时

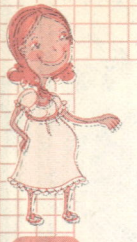

候使用人参,则人参是补药;在不该用人参的时候用人参,则人参就是毒药。"所以不能擅服。

通常来讲,高血压或患妊高症的产妇不能服用人参,因为这会进一步加重高血压的病情;而有高血脂、动脉硬化的产妇,在服用人参后会使食欲亢进,出现体重增加、身体困顿、反应迟钝、头重脚轻等不良感觉;舌苔黄厚的产妇,服用人参会使人体气机留滞加重,引起食欲不振、腹部胀满、便秘的问题,因此,都不适于吃人参。此外,发烧的产妇也应注意,最好先查明发烧的病因,对症治疗,盲目进补只会火上浇油。

还有部分人(大约10%)可产生"滥用人参综合症",表现为血压升高、体温升高、烦躁、失眠、皮疹、出血、晨泻、水肿、咽喉有刺激感,少数病人则表现为抑郁。

产妇生产后,只要多吃营养丰富、易消化的瘦肉、鱼、蛋、奶、豆制品,以及新鲜蔬菜、水果就可以了,可以适当喝些汤。产妇如果有气虚表现,可以服用中药补中益气丸;如有恶露不净,腹痛等血淤表现时,可以服益母膏、生化颗粒等成药。

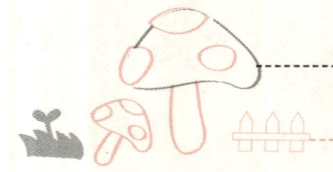

多吃鲤鱼排恶露

民间多给新妈妈吃鲤鱼,有说"鱼能驱余血"。所谓"余血",主要是指恶露。恶露的排出与子宫的收缩力关系密切,当子宫收缩时,肌纤维缩短,挤压血管,将子宫剥离面的毛细血管断端的余血挤压出去,排入宫腔内;子宫收缩时又将残留在宫腔内的坏死蜕膜细胞和表皮细胞,经阴道并带着阴道内的黏液排出体外。若子宫收缩不良,则剥离面断端的血管开放以致宫腔积血，恶露增多，时间延长。

凡是营养丰富的饮食，都能提高子宫的收缩力，帮助"驱余血"。鱼类含有丰富的蛋白质，当然能促进子宫收缩，而鱼中主要是鲤鱼更能促进子宫收缩，攘余血。据中医研究，鲤鱼性平味甘，有利小便、解毒的功效，能治水肿胀满、肝硬化、妇女血崩等病。

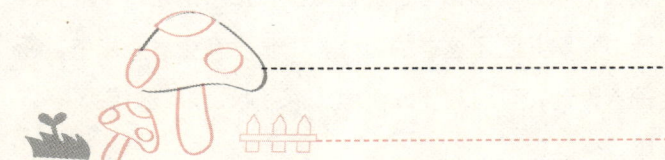

产后饮食禁忌

产后新妈妈们如果饮食不当，就会影响自身的身体健康，特别是母乳喂养的产妇，如果稍不注意还会对宝宝产生不利。所以，新妈妈们需要注意以下一些饮食禁忌：

 哺乳者禁食大麦及其制品

如大麦芽、麦乳精、麦芽糖等食物有回乳作用，故产后哺乳期应忌食。

 忌食过咸食物

因咸食中含盐较多，可引起产妇体内水钠潴留，易造成水肿；并易诱发高血压病。但也不可忌盐，因产后尿多、汗多，排出的盐分也会增多，需要补充一定量的盐。

忌生冷、油腻食物

由于产后胃肠蠕动较弱，故过于油腻的食物如肥肉、板油、花生仁等应尽量少食，以免引起消化不良。如果夏季分娩，产妇大多想吃些生冷食物，如冰淇淋、冰镇饮料和拌凉菜、凉饭等，这些生冷食物容易损伤脾胃，不利恶露排出。

 忌食辛辣等刺激性食物

如韭菜、大蒜、辣椒、胡椒等可影响产妇的胃肠功能，引发产妇内热，口舌生疮，并可造成大便秘结或痔疮发作。

 忌食坚硬粗糙及酸性食物

产妇身体虚弱，运动量小，如吃硬食或油炸食物，容易造成消化不良，还会损伤牙齿，使产妇日后留下牙齿易于酸痛的遗患。

产后不宜吸烟、喝酒

烟酒都是刺激性很强的东西，吸烟可使乳汁减少，烟中的尼古丁等多种有毒物质也会侵入乳汁中，婴儿吃了这样的乳汁，生长发育会受到影响。新妈妈饮酒时，酒精会进入乳汁，可引起婴儿沉睡、深呼吸、触觉迟钝、多汗等症状，有损婴儿健康。

 忌营养单一或过饱

产妇不能挑食、偏食，要做到食物多样化，粗细、荤素搭配，广而食之，合理营养。由于产妇胃肠功能较弱，过饱不仅会影响胃口，还会妨碍消化功能。因此，产妇要做到少食多餐，每日可由平时3餐增至5~6餐。

 产后不宜多吃味精

味精内的谷氨酸钠会通过乳汁进入婴儿体内。过量的谷氨酸钠能与婴儿血液中的锌发生特异性的组合，生成不能被机体吸收的谷氨酸，而锌却随尿排出，从而导致婴儿锌缺乏。这样，婴儿不仅出现味觉差、厌食，而且造成智力减退，生长发育迟缓等不良后果。因此，为了婴儿不出现缺锌症，产妇应忌吃过量味精。

 红糖水勿过量

按我国的民间习俗，分娩后要喝些红糖水，这样做很有道理。只要适量，就会对新妈妈、婴儿有好处。因为新妈妈分娩，精力和体力消耗都很大，失血较多，产后又要给婴儿哺乳，需要丰富的糖类和铁质。红糖既能补血，又能供给热量，是两全其美的佳品。

但是，有不少新妈妈喝红糖水的时间往往过长，有的要连续喝半个月到1个月。久喝红糖水对新妈妈子宫复原不利。因为产后10天，恶露逐渐减少，子宫收缩也逐渐恢复正常。如果无限期地喝红糖水，红糖的活血作用会使恶露的血量增多，造成新妈妈继续失血，也会使新妈妈身体内的热量增加，使身体发胖。因此，新妈妈喝红糖水的时间，一般控制在产后7~10天为宜。

新妈妈应根据情况喝一些白糖水，并非只能喝红糖水。白糖纯度高，杂质少，性平，有润肺生津的功效。适合于夏季分娩的新妈妈，或产褥中后期食用。如果有发热、出汗较多、手足心潮热、阴道流血淋漓不尽、咽干口渴、干咳无痰等症的新妈妈，更应多食用白糖。即使在寒冷的季节分娩，也可以食用白糖。

不宜立即吃老母鸡

老母鸡营养丰富，是补虚佳品，但产后不能立即吃，尤其是哺乳的新妈妈。因为分娩后，血中雌激素与孕激素水平大大降低，泌乳素才能发挥泌乳的作用，促进乳汁的形成。母鸡肉中含有一定量的雌激素，产后立即吃老母鸡，就会使新妈妈血中雌激素的含量增加，抑制催乳素的效能，以致不能发挥作用，从而导致新妈妈乳汁不足，甚至回奶。另外，因老母鸡多肥腻，新妈妈产后体质较差，胃肠消化功能相对较弱，如过早吃老母鸡，容易影响胃肠的消化功能，从而影响营养物质的消化吸收。

老母鸡含有一定量的雌激素，有回奶作用，是不是新妈妈就不能吃了呢？不是的，这里特指新妈妈7~10天以内不宜吃，当然分娩10天以后，在乳汁比较充足的情况下，可适当吃些老母鸡（包括母鸡），对新妈妈增加营养，增强体质是有好处的。

如果产后哺乳的话，应吃大公鸡，这样有利于增加营养，强壮身体，还能使乳汁分泌增加。如果新妈妈分娩后，因各种原因不能哺乳，就可吃炖母鸡，以利身体的恢复。雄激素具有对抗雌激素的作用，公鸡肉中含有少量雄激素，若产后立即吃上一只清蒸小公鸡，连同睾丸一起吃掉，就会使乳汁增多。

不宜经常食用巧克力

有些很喜欢吃巧克力的产妇，以为生完宝宝之后就可以毫无顾忌地吃。

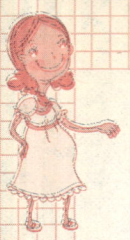

而研究表明，给婴儿喂奶的乳母，如果过多食用巧克力，会对婴儿的生长发育产生不良影响。因为巧克力中所含的可可碱能够进入母乳，通过哺乳被婴儿吸收并蓄积在体内。久而久之，可可碱会损伤婴儿的神经系统和心脏，并使肌肉松弛，排尿量增加，导致婴儿消化不良，睡觉不稳，经常爱哭闹。所以建议产妇在哺乳期间可以偶尔吃一点巧克力，但要注意食用的量，不宜经常食用。

 药物禁忌

产后子宫出血较多，一般需要使用一些子宫收缩药物，但是需要哺乳的产妇不宜使用麦角制剂，因为麦角制剂会抑制垂体泌乳素的分泌，从而产生回奶效应。同时它还有较强的升压作用，故高血压产妇应禁用。

生完宝宝后,很多女性都沉浸在做妈妈的喜悦中,反而对月子期间的生活护理不太注意。所以在此提醒各位新妈妈,如果不注意产后护理,就容易留下一些不适症状,甚至是月子病。那么女人产后应注意哪些生活细节呢?

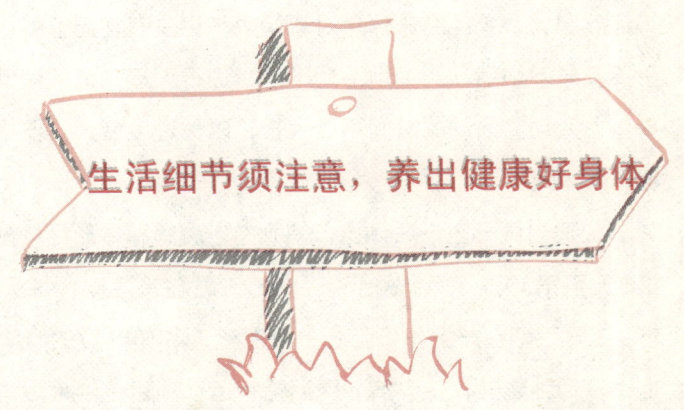

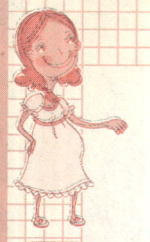

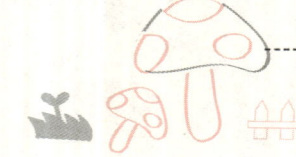

没必要完全卧床休息

有人认为，坐月子就是要完全卧床一个月，以休息来消除孕期和分娩时的劳累。其实完全是不必要的，生命在于运动，人的健康也来自运动。

医生指出，一般产后第1天，新妈妈疲劳，应当在24小时内充分睡眠或休息，使精神和体力得以恢复，为此，周围环境应保持安静，家人要从各方面给予护理和照顾。正常女性，如果没有手术助产、出血过多、阴道撕裂、恶露不尽、身痛、腹痛等特殊情况，24小时以后即可起床作轻微活动，从而有利于加速血液循环、组织代谢和体力的恢复，也能增加食欲，并促进肠道蠕动，使大小便通畅。而且早期适量活动，还可促使消化功能增强，以利恶露排出，避免褥疮、皮肤汗斑、便秘等产后疾病的发生，并能防止子宫后倾等症。因此，单纯卧床休息对新妈妈来讲是有害无益的。应当鼓励新妈妈产后要及早下地活动。下地活动不是指进行大运动量的活动，更不是过早地从事体力劳动。活动的时间不要太长，以免过度疲劳。要根据新妈妈的身体情况，因人而异。

应适当做一些产后体操，使肌肉、腹壁和体形尽量恢复到孕前状态。如第1天至第3天，开始做抬头、伸臂、屈腿等活动，每天4~5次，每次5~6下；1周后可在床上作仰卧位的腹肌运动和俯卧位的腰肌运动，将双腿伸直上举、仰卧起坐，头、肩、腿后抬等运动项目；半月后，可做扫地、烧饭等家务和一般体操，以利肌肉收缩，减少腰部、腹部、臀部等处的脂肪蓄积，避免产后发胖，保持体态美。

产后洗澡好处多

我国旧时坐月子的习惯，是生完孩子后不清理个人卫生，因此发生产褥热的很多。造成产褥热的主要原因是产前或产时不消毒、不卫生及产后不注意清洁，细菌进入子宫引起感染所致。对于发生的各种高热或疾病，传统观念都认为是新妈妈"受风"所致。所以，就出现了产褥期不能洗澡、不能洗头的说法，怕因此受风受凉留下病根，实际上这种认识不科学。

产后特别是头几天汗腺很活跃，容易大量出汗，乳房胀，还要淌溢奶水，下身还有恶露，几种气味混在一起，身上的卫生状况很差，极容易致病。这就要求新妈妈比平常更需要注意卫生，要多洗澡、洗头、洗脚。从科学道理上讲，产后完全可以洗澡、洗头、洗脚。只有及时洗澡、洗头、洗脚，才可使身体清洁，促进全身血液循环，加速新陈代谢，保持汗腺孔通畅，有利于体内代谢产物由汗液排出，还可以调节自主神经，恢复体力，解除肌肉和精神疲劳。

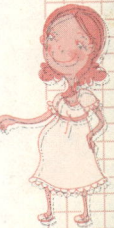

当然，产后洗澡也要注意一些事项，如正常分娩24小时后，如果身体恢复得好，即可擦洗；产后1周可以淋浴，但不能洗盆池浴，以免洗澡用过的脏水灌入生殖道而引起感染；洗澡时水温要保持在37℃左右，洗澡时间5~10分钟即可。剖宫产和会阴切开后的新妈妈，在伤口还没愈合前，不能淋浴；擦浴时也要防止脏水污染伤口。浴后要立即擦干身体，穿好衣服，防止受凉。

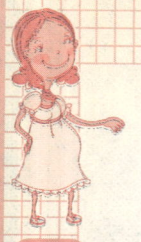

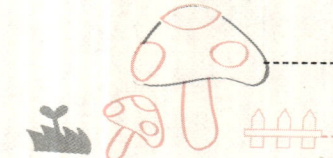

坚持梳头有益无害

我国传统习惯认为坐月子不可以梳头，说梳头会引起头痛、脱发，甚至留下"头痛根"，主张1个月内不梳头。

实际上，梳头与坐月子里的病状没有直接关系。医生认为，坐月子期间完全可以照常梳头。梳头不仅仅是美容的需要，作用分为两个方面：一方面梳头可去掉头发中的灰尘、污垢，可以使头发清洁，起到卫生的作用；二是通过木梳刺激头皮，可振奋人的精神，使人心情舒畅，促进头皮血液循环，以满足头发生长所需的营养物质，防止脱发、早白、发丝断裂、分叉等。因此，产后梳头有益而无害。

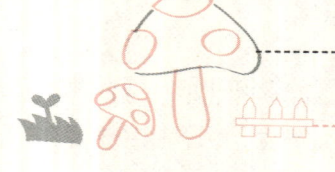

产后何时可过性生活

产后什么时候才能恢复性生活呢？要先看一下性器官在分娩后的恢复状况。

正常分娩的子宫体要在产后42天左右才能恢复正常大小。妊娠及分娩后，子宫内膜表面创伤、剥脱，其创面要在产后56天左右才能完全愈合。阴道黏膜要待卵巢功能恢复正常后，即月经来潮以后，才能完全恢复正常。外阴水肿、充血，也要在产后10余天恢复正常。可见，最先恢复的是外阴，也需10余天，其次恢复的是子宫大小，再次是子宫内膜，最后是阴道黏膜，都需要在1个月以上，最多需56天。所以，凡正常分娩后的，56天内不能过性生活，在月经恢复后再过性生活，才是最文明、最理智和最安全的做法。

对于用手术助产的新妈妈如剖宫产、产钳术，会阴、宫颈缝合，或产褥期中有感染、发热、出血等情况的，其子宫、阴道、外阴等器官组织恢复缓慢，房事时间则应相应推后。若有发热、宫内感染，均须等病症痊愈后，身体恢复健康、元气充足时才能过性生活。

产后母体的生理变化很大，尤其是生殖器官经过妊娠和分娩的变化和创伤，必须要经过一段时间才能恢复正常。当这些器官、组织尚未复原时，要绝对禁止性生活。只有当它们恢复正常后，才能过性生活。否则，不但给新妈妈带来痛苦，还会因感染等导致疾病。

从宝宝呱呱坠地开始，孕期的任务就算顺利完成了。很多新妈妈都担心自己臃肿的体形没法恢复到孕前的状态。其实这种担心是多余的，只要产后多注意一些对恢复体形有帮助的事项，产后妈妈同样能够很漂亮的！

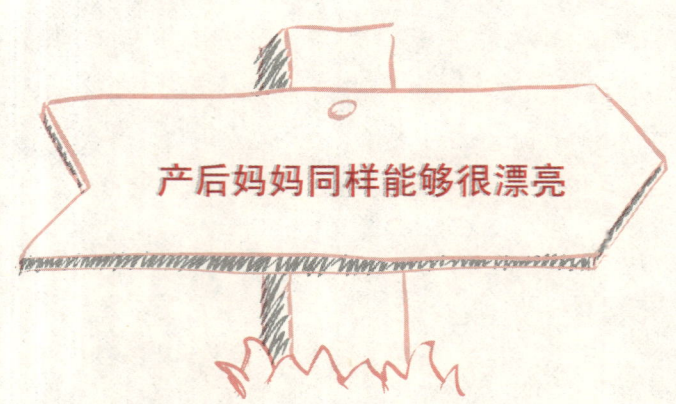

剖宫产后的疤痕护理

疤痕，是手术后伤口上留下的痕迹，一般呈白色或灰白色，光滑、质地坚硬。在手术刀口结疤2～3周后，疤痕开始增生，局部发红、发紫、变硬，凸出皮肤表面。疤痕处有新生的杂乱无章的神经末梢。疤痕增生期持续3个月至半年，纤维组织增生逐渐停止，疤痕也逐渐变平变软。颜色变成暗褐色，然后疤痕就会出现痛痒。

剖宫产后的疤痕护理需要注意以下几点：

1.手术后刀口的结痂不要过早揭掉，过早硬行揭痂会把尚停留在修复阶段的表皮细胞带走，甚至撕脱真皮组织，刺激伤口出现刺痒。

2.可以涂抹一些外用药，如肤轻松、去炎松、地塞米松等用以止痒。

3.要避免阳光照射，防止紫外线刺激形成色素沉着。

4.还要注意调整饮食结构，多吃水果、鸡蛋、瘦肉、肉皮等富含维生素C、维生素E以及人体必需氨基酸的食物，能够促进血液循环，改善表皮代谢功能。切忌吃辣椒、葱、蒜等刺激性食物。

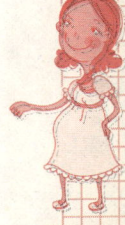

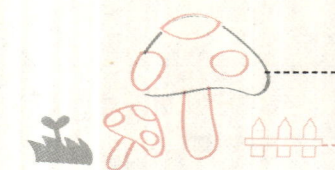

产后妈妈使用腹带的注意事项

绝大多数女性在怀孕之后，体形发生了很大变化，如身体发胖，腹部隆起，臀部变宽，大腿变粗。再加上产后进补过量，活动量减少，体形会变得更加臃肿。所以有不少新妈妈担心自己体形变得难看，刚生下宝宝后，就迫不及待地使用腹带或紧身内裤，把腰部、腹部、臀部裹得紧紧的，以为这样做就能使体形恢复如初。其实这样做不但不能使体形很好地恢复，反而会影响生殖器官及盆腔组织的复原，导致疾病。

女性盆腔的内生殖器官靠各种韧带及盆底支持组织来维持正常位置。

在妊娠期，随着胎儿的生长发育，母体各个系统均会发生一系列适应性变化，其中生殖系统变化最大，尤其是子宫，容积和重量分别增加至孕前的18～20倍；分娩后，子宫开始复原，10天左右可降入骨盆内，但需6周才能恢复正常大小。而固定子宫的韧带，因孕期的过度伸展，比孕前略松弛；阴道及盆底支持组织，因分娩时的过度伸展、扩张及损伤，使弹性下降而不能完全恢复到产前状态；因受孕子宫膨胀的影响，产后腹壁松弛，需6～8周可逐渐恢复。

因此，正常分娩的新妈妈，产后用束腹带或穿紧身内裤，不仅无助于恢复腹壁的紧张状态，反而会使腹压增加，而产生后盆底支持组织及韧带对生殖器官的支撑力下降，可导致子宫下垂，子宫严重后倾后屈，阴道前、后壁膨出等症。由于生殖器官正常位置的改变，会使新妈妈盆腔血液流动不畅，抵抗力下降，从而易引起盆腔炎、附件炎、盆腔淤血综合症等各种妇科疾病，严重影响新妈妈的身体健康。

如有下述特殊情况，新妈妈可适当使用腹带：如果新妈妈是剖宫产，手术后的7天内用腹带包裹腹部，可促进伤口的愈合，但腹部拆线后，则不宜长期使用腹带。此外，新妈妈身体过瘦或内脏器官有下垂症状，使用腹带对内脏有举托的功效，但当脏器复位后，便应将腹带松解。

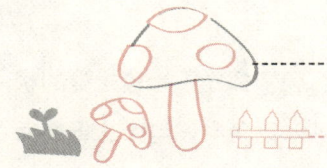

如何防止产后乳房下垂

生完宝宝后造成乳房下垂，有两种原因：一是哺乳时间过长。一般生小孩8个月后，乳汁明显减少，12个月后即可断乳。如果这时仍让孩子吃奶，乳房受到过分的牵拉，弹性降低，就容易发生下垂；二是有一些女性平时不注意锻炼，使支撑乳房的胸大肌和固定乳房的韧带不够发达有力，不能很好地支撑和固定乳房，从而使乳房垂下来，影响乳房健美。为使乳房健美，产后不下垂，需注意以下几点：

1.哺乳时间不要过长，应在孩子1岁左右断奶。吃奶时婴儿距离乳房不可太远，防止过分牵拉乳房。

2.哺乳期的妇女，每天应用温水洗乳房1次，这样不仅有利于清洁卫生，促进乳汁分泌，而且能够增加悬韧带的韧性，防止乳房下垂。

3.孩子每次吃完奶后，应轻轻按摩乳房，每次10分钟，这样能促进乳房的血液循环，增强乳房韧带的弹性，防止乳房下垂。

4.要戴上松紧合适的胸罩，把乳房兜起来，防止乳房下垂。

5.坚持做俯卧撑、扩胸运动，使胸部的肌肉发达有力，对乳房的支撑作用增强。这样不仅能防止乳房下垂，对防止驼背及体形健美都大有好处。

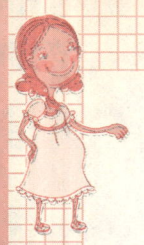

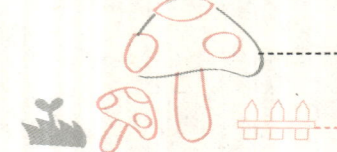

产后适当练习瑜伽

产后练习瑜伽的优势在于骨盆底的支持组织、韧带都处于比较松弛的状态，更容易完成某些姿势。定期适度的瑜伽训练可以帮助产妇消除当母亲后所产生的生理、心理问题，比如形体恢复、失眠，荷尔蒙失衡引起的情绪变化和照顾新生儿所面临的问题等。产后瑜伽各种特定的体式、有效的呼吸、平静的冥想，可以让产妇体形窈窕、皮肤光润、母乳充裕、体力充沛。

产后瑜伽的好处：

1.帮助紧实腿部和腹部肌肉，减少赘肉。

2.紧实胸部，防止哺乳后乳房下垂。

3.缓解和治疗产后易产生的颈椎、腰椎疲劳。

4.培养平静的情绪，缓解产后抑郁。

为了照顾宝宝，产妇都忙得没有时间来锻炼身体，但是身材的恢复也是十分重要的。

产后开始运动，一般人总以为只是为了减肥。其实产后运动在月子期间就要开始，而且很重要。通过瑜伽练习可增强会阴肌肉的弹性，促进子宫收缩，预防子宫、膀胱、阴道下坠，并使子宫恢复正常位置。

产后瑜伽练习是促进骨盆腔血液循环的运动，不论是自然生产还是剖宫产。因生产方式不同，产后的恢复情形也不尽相同，可依个人体质逐渐开始练习，产后瑜伽的诸多动作均有苗条身材、保护内脏及柔软肌肉、增加其弹性的功效。

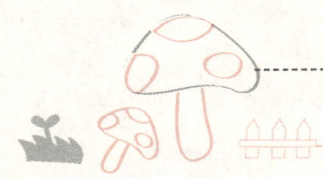

大肚腩变平坦小腹

大多数产后妈妈在最初的日子里腹部看起来像5个月妊娠般大，这是因为子宫依然胀大，没有完全恢复。经过1~2个月的时间，子宫会渐渐复原。

但由于胎宝宝在子宫内生长发育时，腹壁肌肉被过度拉长和伸展，肌肉弹性会有实质性的降低，腹部肌肉松弛非常严重，如果不经过锻炼，腹壁肌肉的弹性就不能复原。为了使形体恢复得更好，其中最简单、最经济、效果最好、无任何副作用的体形恢复策略，就是在产后尽快做有利于锻炼腹部肌肉的美腹操。

仰卧床上，两膝关节弯曲，两脚掌平放在床上，两手放在腹部，进行深呼吸运动，肚子一鼓一收。

仰卧床上，两手抱住后脑勺，胸腹稍抬起，两腿伸直上下交替运动，由幅度小到幅度大，由慢到快，由少到多，连做50次左右。

仰卧床上，两手握住床栏，两腿同时向上翘，膝关节不要弯曲，脚尖要绷直，两腿和身体的角度最好达到90°，翘上去后停一会儿再落下来，如此反复进行，直到腹部发酸为止。

两手放在身体的两侧，用手支撑住床，两膝关节弯曲，两脚掌蹬住床，臀部尽量向上抬，抬起后停止4秒钟，然后落下，休息一会儿再抬。

手放在身体两侧，两腿尽量向上翘，翘起来像蹬自行车一样两脚轮流蹬，累了就停下来休息一会儿，然后继续进行。

立在床边，两手扶住床，两脚向后撤，身体成一条直线，两前臂弯

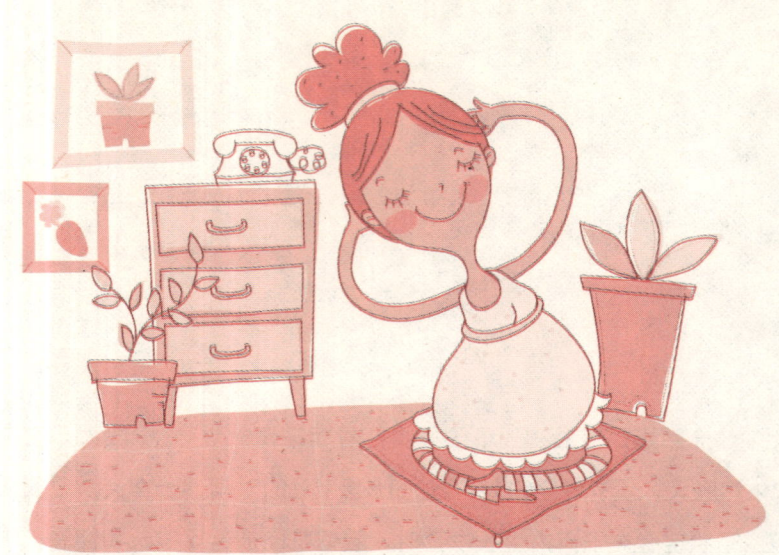

曲，身体向下压，停2～3秒钟后，两前臂伸直，身体向上起，如此反复进行5～15次。

一条腿立在地上，支撑整个身体，另一条腿弯曲抬起，然后用支撑身体的那条腿连续蹦跳，每次20～30下，两条腿交替进行，直到腿酸为止。